あのね、ほんとうはね

言葉の向こうの子どもの気持ち

副島賢和
Masakazu Soejima

はじめに

「私、死んじゃうのかな…」

この言葉は、私が直接言われたわけではありません。お母様からお聞きした言葉です。このお子さんは、小学校中学年で亡くなりました。お葬式から数週間経って、お母様が院内学級に来てくれました。ご自分のお子さんを亡くした病院にまた足を運ぶということは、本当に大変なことだと想像します。お母様は私に聞きたいことがあるとおっしゃっていました。

「先生、聞いてください。あの子がもう少し調子のよいときに私にこう言いました。『ねえお母さん。私死んじゃうのかな…』。私は、もう頭のなかが真っ白になりながら、あの子に言いました。『だいじょうぶよ。あなたがんばっているじゃない。お医者さんたちもがんばってくれているし、家族のみんながんばっているのだから、きっとだいじょうぶよ』。そうしたら、あの子は、ニコッと笑って、『うん』と言ってくれたんです。でもね、先生。それ以来、あの子は私にそんな話はしてくれませんでした。そのまま天国にいってしまったんです。先生。私の答えはあれでよかったんでしょうか？」

何と答えればよいのでしょう…。みなさんだったら、お母様に何と声をかけられますか？正解のない「人生の問い」を考えている子どもたちや保護者のそばにどうやっていればよいのでしょう。向き合っていけばよいのでしょう。一緒に考えていただけるとうれしいです。

これからご紹介する子どもたちの声を、みなさんの目の前にいる子どもたちとのかかわりを考えるヒントにしていただけたら幸いです。ご自分の身に引き寄せ、ご自分の文化に翻訳しながらお読みください。

なお、事例はその子のプライバシーに配慮をして、意味が変わらない程度に変更をしております。ご了承ください。

CONTENTS

2章 心の声をきくにはどうするの？ 39

4章 傷つきのある子どもへのかかわり方は？ 113

1章

院内学級ってどんなところ？

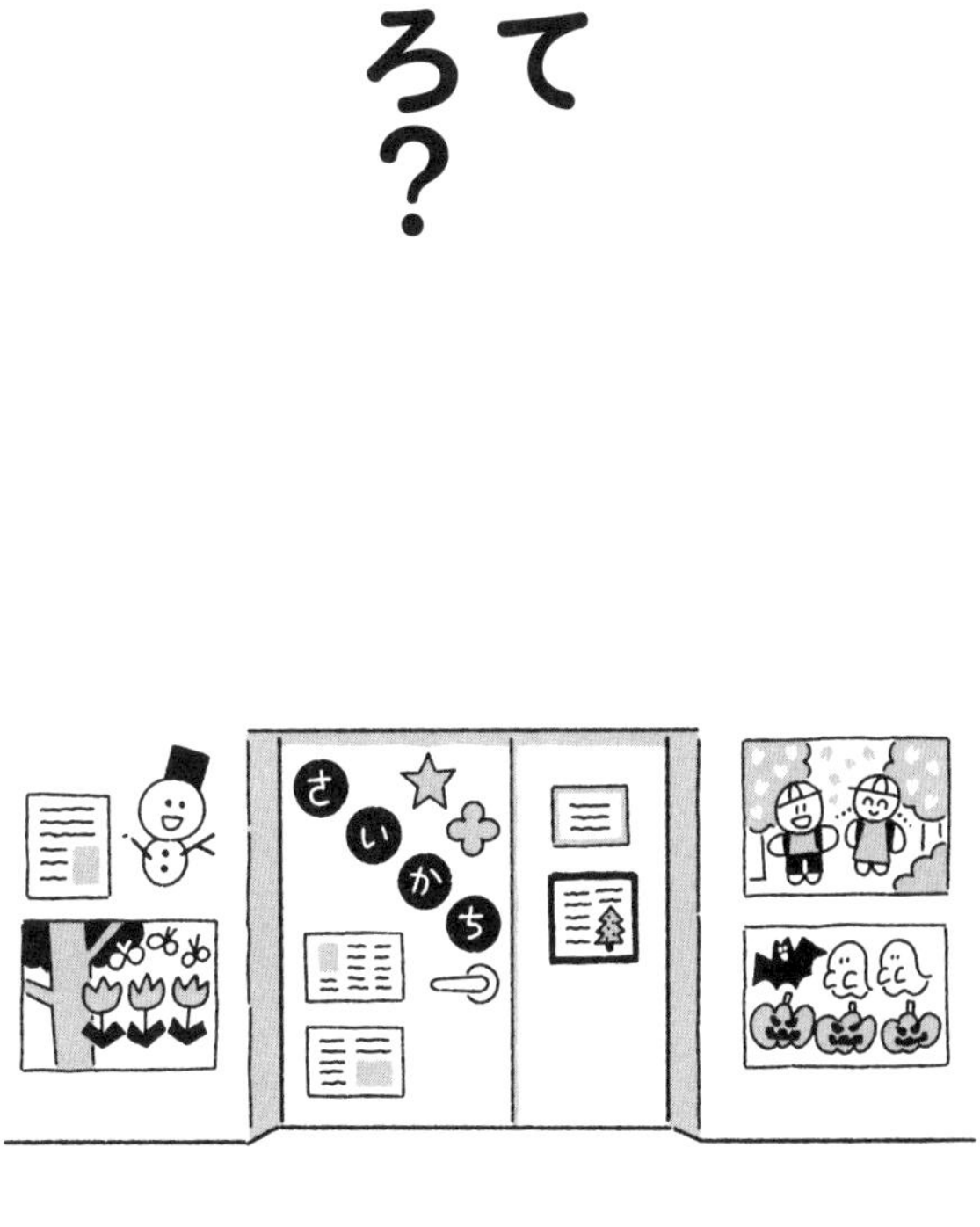

Chapter 1

病院に入院をしている、または入院はしていないけれど病気や治療に起因する特別な配慮を要する子どもたちの教育を、「病弱教育」といいます。病弱教育を受ける対象の子どもたちのために、病院のなかに教室や学校がある場合、正式な名称ではありませんが、一般的には「院内学級・院内学校」と呼ばれています（本書では、「院内学級」の名称を使用します）。

病弱教育の対象の子どもたちは、病気や治療に起因する配慮が必要ですから、医療と教育のつながりがとても重要になります。しかし正直な話をすると、院内学級に配属になったばかりの15年ほど前の私は、病棟から院内学級への通級の許可が出た子どもたちを、退院に向けていかにスムーズに学校に戻すかに主眼がありました。もちろんそれも院内学級の一つの役割ですが、「ここまでが医療で、ここからが教育」という意識が医療と教育の隙間を生んでいました。

その隙間に落ちて苦しんでいる子どもたちがいたのです。そのような子どもたちを支えるために何ができるでしょう。それは、医療とチームになることでした。ありがたいことに、医療にかかわる方たちは、チームで取り組むという意識をすでにもっていました。ご自分の専門性とチームのメンバーの専門性を使って、目の前の患者である子どもたちにかかわる。「副島先生の立場からは、このお子さんの状態はどのように見えますか？　何をしていけばよいとお考えですか？」。そんな質問に身が引き締まる思いがしたことを覚えています。

入院中の子どもたちに教育ができることを一緒に考えていただけるとうれしいです。

すきなあそびができるといい

さいかち学級（昭和大学病院のなかに設けられた院内学級の名称）では、「そうだったらいい」という詩を子どもたちと書くことがあります。

「すきなあそびができるといい」

この一言は、ある低学年の男の子が書いてくれたものです。彼は、治療とやりたいことの間の葛藤にとても苦しんでいました。

子どもたちは、ほぼ毎日決まった時間になると、ポータブルゲームに取り組みます。「妖怪ウォッチ」「モンスターハンター」「マリオカート」「ポケモン」。ものすごい集中です。

この話を「いのちの授業」のときなどに、通常の学級に通う子どもたちにします。すると「えーいいなあー、おれも入院したいなあ」という声が出たりします。

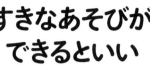

しかし、子どもたちが本当に自分のやりたいあそびをやっているとは思えないのです。

子どもたちの苦手なものの一つ、それは「ひま」です。時間があることがだいっきらいです。読者の皆さんはもうおわかりかもしれませんね。そうなのです。時間があると、どうしても考えてしまうのです。学校のこと、友達のこと、勉強のこと。おうちのこと、きょうだいのこと、両親のこと。治療のこと、身体のこと、これからのこと…。そんな心の痛みを味わいたくない。身体の痛みもそうです。頭が痛い、おなかが痛い、手術の痕が痛い…。そんな身体の痛みを味わいたくない。だから、ゲームの世界に没頭していきます。

漫画や雑誌をパラパラとめくっている子もいます。大人は、入院中は時間があるだろうからと、普段は読まないような少し厚めの文学書をお見舞いに持ってきてくれたりします。しかし、入院期間が短くなった昨今、そのぐらいの本を読めるようなエネルギーがたまったらもう退院です。

未就学の子どもたちも、ずっとぬり絵をしていたり、おりがみを折り続けていたり…。決して、子どもたちが、本当に自分のやりたいあそびをやっているとは思えないのです。

そんな子どもたちが、病棟を出て教室に来てくれたときは、できるだけわくわくする時間を、気持ちを発散できる時間を過ごせるように、たくさんのあそびを用意しています。

パズルなどの一人で黙々と取り組むようなあそびもあります。アイロンビーズやプラ板など、作品としておうちに持って帰れたり、きょうだいやおうちの人にあげたりすることのできるようなあそびも人気です。また、トランプやUNOといったカードゲームやボードゲームなど、人とかかわるゲームもあります。ジェンガやドミノ倒しなど、ちょっと緊張感のあるゲームにも一緒に取り組みます。一緒にあそぶ人がいるということは、発達の面でもとても大切なことです。そのため、アナログなあそび道具が多いのですが、できる限り希望に沿えるように、いろいろな工夫をします。

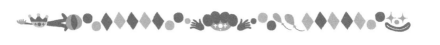

以前、さいかち学級に見学に来られた方が、「ここは駄菓子屋さんみたいね」と言ってくれました。

子どもたちが教室にいるときは、少しの間でも、患者である自分から、子どもである自分に戻れるようなかかわりを大切にしています。

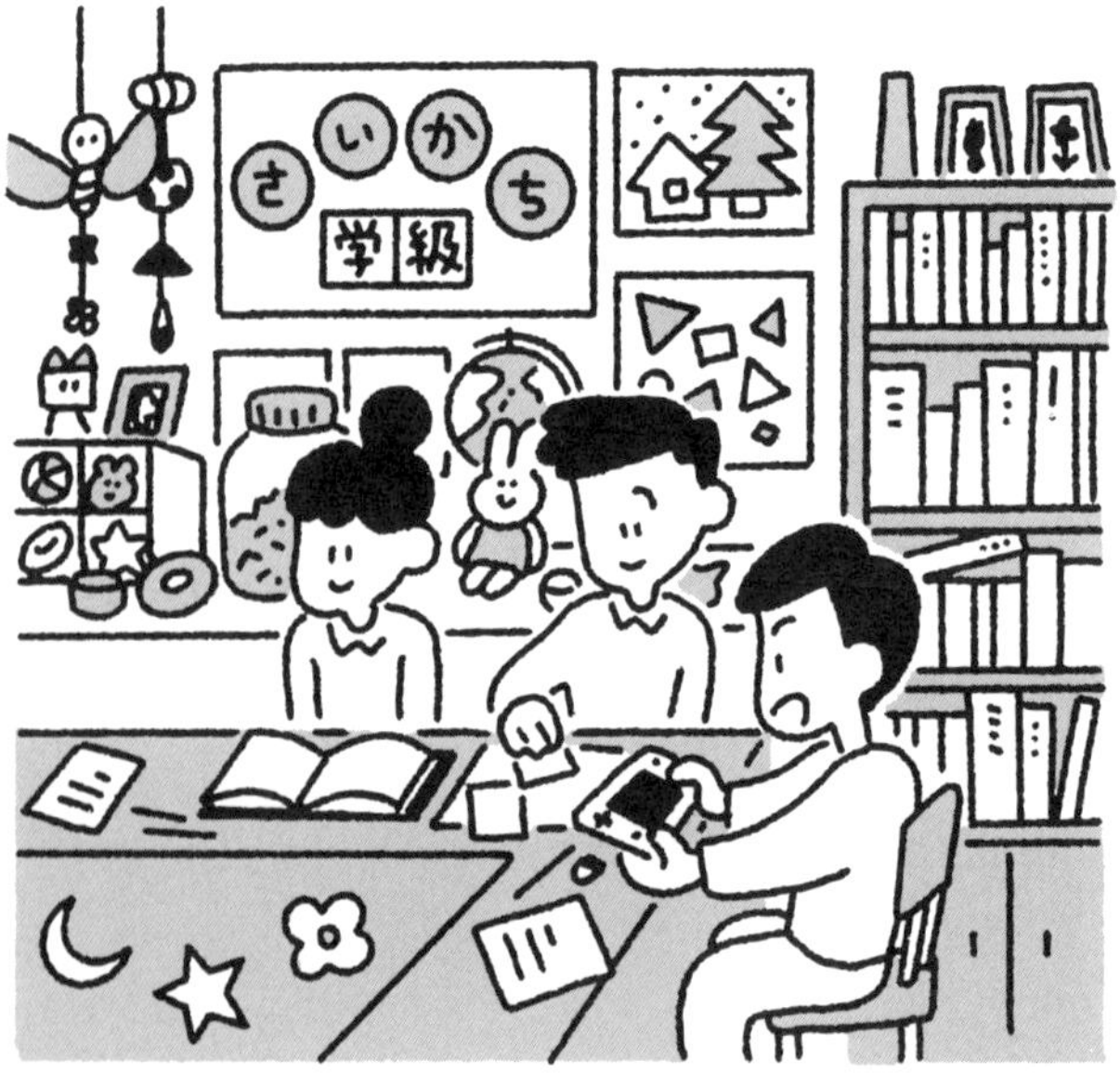

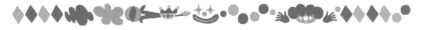

もう あさごはん たべちゃった！

毎朝8時半ごろ、ナースセンターに顔を出し、病棟をまわることが、私の日課になっています。

子どもたちの様子を見たり、病棟スタッフから情報を聞いたり、病棟スタッフとちょっと雑談をしたり、「さいかち学級に来てみませんか？」と子どもたちに声をかけたり……。そんな大切な時間です。

この時間に病棟に行くと、引き継ぎ前の夜勤スタッフたちと会えるので、放課後から朝までの子どもたちの様子を知ることができるのです。

ある日、病室をのぞくと、ある小学校低学年の子どもが私を呼び止めるように話しかけてきました。

「もう、朝ごはん食べちゃったんだ！ 今日もさいかちに行くからね」

と、うれしそうに伝えてくれたのです。

子どもたちは、がんばったことやがまんしたこと、ほめてほしいことや認めてほしいこと、許可がほしいことなどがあるときに、大人の顔を必ず見ます。私は応答のタイミングを逃さないように、細心の注意を払っています。

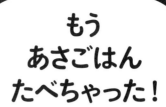

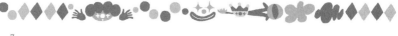

「（さいかち学級に）来てくれるの！待っていますよ」など、その子に合った方法で応答をします。

この10年間、子どもの退院後に、保護者に〝さいかち学級に望むこと〟を尋ねています。学級ですから、通級を始めるときは、「学習の保障をお願いします」「学校の学習が遅れないように」といった話が最初に出てきます。

もちろん、学習の保障は大きな柱の一つです。

けれども、退院後のアンケートでは、「生活のリズムを整える」「入院生活のストレスを解消する」という項目が上位にあがってくるのです。

これは、看護師へのアンケートでも同じでした。

一九九四（平成六）年に文部省より、「病気療養児の教育について」という通知が出されました。

そのなかの「病気療養児の教育の意義」についての内容は以下のとおりです。

・学習の遅れの補完や学力の補償
・積極性・自主性・社会性の涵養
・心理的安定への寄与

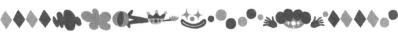

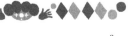

・病気に対する自己管理能力
・治療上の効果等（教育の実施は、病気療養児の療養生活環境の質（QOL）の向上に資す）
「病気療養児の教育には、学習のほかにも大切な役割がある」ということが教員向けに明示されたのです。

チームとして、一緒に子どもたちをみている病棟のスタッフたちにとっては当たり前のことかもしれません。

二〇一三（平成二十五）年にも、「病気療養児に対する教育の充実について」という通知が出されました。ここでは、「小児がん拠点病院の指定に伴う対応」「病院を退院後も通学が困難な病気療養児への対応」について述べられています。

いずれも、医療と教育の連携によって初めて実現するものだと考えています。

ぜひ、子どもたちの発達を支えるチームになってもらいたいと思います。

でも
ここならできる

ある小学1年生の子どもが、2学期の終わり、終業式前に入院してきました。

2学期の終業式の日は、ベッドの上にいました。もちろんクリスマスもベッドの上でした。お正月はおうちに帰りたいと願っていましたが、ちょっと帰れただけでした。「冬休み中に退院をして、3学期の始業式は、必ず学校に行きたい！」と、治療に取り組んでいました。

しかし、間に合いませんでした。3学期の始業式の日までに、残念ながら退院をすることはできませんでした。

そこでその日、本校から校長・副校長に来てもらい、さいかち学級の3学期の始業式を行いました。

始業式が終わったとき、その子が言ったのです。

「あーあ、2学期の終業式も行けなかったんだよ」

「3学期の始業式も行けなかった」

「ちょっとやだなあ…」

言葉では「ちょっと」でしたが、表情は「とっても」でした。

「そうだねえ。とっても行きたかったねえ」と伝えました。

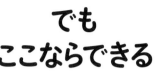

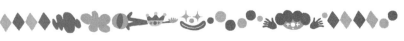

すると、その子が続けてくれました。

「ちゃんと始められなくて、ちょっといや…」

小学校1年生の子どもでも、「みんなと一緒に、ちゃんとスタートを切りたい」と思っているのだなあということを考えていると、さらに続けてくれました。

「でも、ここならできるから！」


院内学級の目的がいくつかあります。そのうちの一つを、その子が教えてくれました。たとえ病気を抱えていても、入院をしていても、子どもたちは一日一日、確実に成長・発達をしています。そして、その子なりの成長・発達は連続しています。その連続性を保障していくことは、とても大切なことです。

病院にいるとき、子どもたちは「患者さん」です。それは当然です。彼ら彼女らの一番の目的は「治療」です。一日も早い社会復帰・学校復帰を目指して、治療に取り組みます。だからこそ、子どもたちの成長・発達の連続性を保障する役割が、医療現場のなかに必要であると考えています。そこに、教育の大きな役割の一つがあると思うのです。

さいかち学級では、病気を抱え、けがをして、入院をしてきた子どもたちが、自分のことをダメな存在であると考えている姿をたくさん見ます。「おうちの人に迷惑をかけて」「学校にも行けなくて」「勉強も遅れて」…。「そんな自分はダメだ」と感じています。そんな自分でも、「できることがある」「学習もできる」「役にも立てる」…。

「私は私のままでいい」と思えるかかわりを続けていきたいと思うのです。

「患者である子どもたちが、子どもに戻る場所」がある。このことが、実は子どもたちの治療の大きなエネルギーの一つとなると私は信じています。病棟のスタッフたちとも協力をしながら、これからも子どもたちを支えていきます。

なにかいいこと おもいだす

ある小学校低学年の男の子が教室にいました。その子は、何となく浮かない顔をして一日を過ごしていました。病棟に戻る時間になったときも、浮かない顔のままでした。

「○○くんは、少し残って勉強しますね」

もう一人の担任に、先にほかの子どもたちを病棟に連れて帰ってもらうように合図をしました。

教室のドアがパタンと閉まって、彼と二人になりました。

もちろん、勉強をする予定があったわけではありません。

何をするわけでもなく、彼と一緒にぼーっと過ごしていました。

ふっと、彼が教室の窓辺に行きました。

窓の外には、大きな太陽が見えました。

すると、彼が私のほうを振り返って言いました。

「先生。ぼくね、夕日を見ると、何かいいこと思い出すんだよね」

小学校低学年の子どもが思い出す、〝何かいいこと〟って何だろう？と思いました。

でも、そのことは聞かずに、彼の横に並んで、

「夕日はいいねえ。私も夕日が好きですねえ」と伝えたところ、もう少しその景色を眺め

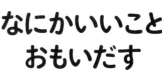

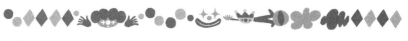

たあと、彼はこう言いました。

「先生、お部屋に戻る」と。

彼の心のなかで、どんなことが動いていたのでしょう。何を思い出すことでエネルギーをためたのでしょう。自分を納得させたのでしょう。

幼い子どもであっても精一杯、考え、悩み、思いながら生きているのですね。

入院をするということは、子どもたちにとって、非常に大きな出来事です。その出来事が、その後の人生を大きく左右してしまうかもしれません。

そこにかかわる私たち教育者にいったい何ができるのでしょう。何をしなければならないのでしょう。

ここは、子どものエナジーステーションです。

以前、院内学級の子どもが退院に近づくころに力を注いでいたことは、「スムーズな学校復帰・社会復帰」を目指すことでした。

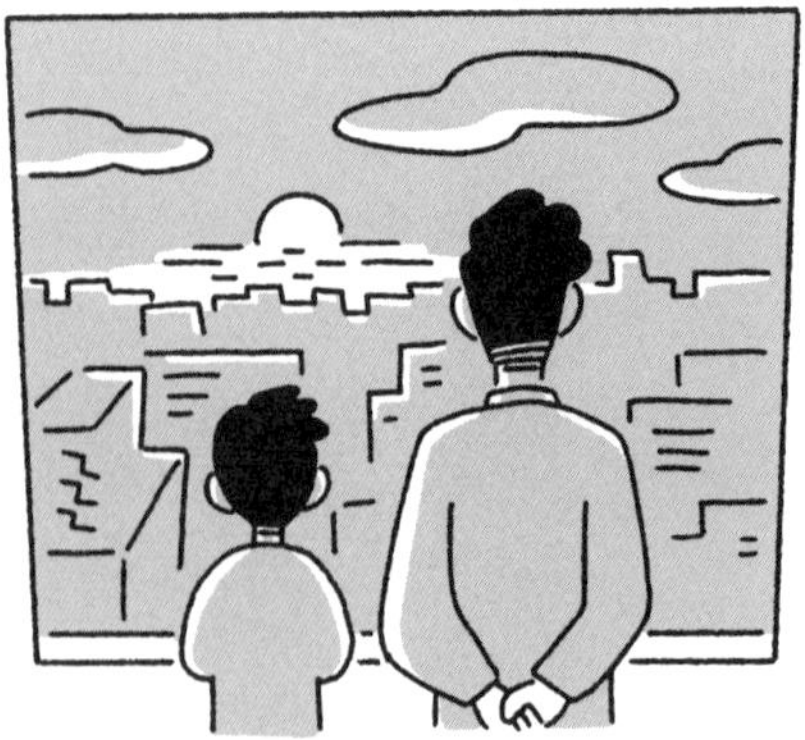

そのために、学習の遅れがないように教材を用意したり、退院後に通う学校の教員と連絡を取ったりしながら、学習を進めていました。

もちろんそれは、院内学級の大切な役割の一つです。

でも、ある日、ふと気がつきました。院内学級の一番の役割は、「子どもたちが、治療に向かうエネルギーをためること。そして、教育活動を通してそれを行うこと」。そのエネルギーをためるためには、「患者である彼ら彼女らを〝子ども〟に戻すこと」。

教室のなかでは、安全と安心を確保します。感情を自由にもつことを保障します。選択や挑戦の機会をつくっていきます。日常を拡充し、未来の話を語り合います。

そういった教育活動のなかで、子どもたちは自信をつけていきます。

「入院していてもできることはある」

「自分は愛されている。ひとりぼっちじゃない」

「私は私のままでいい」

そう思えたときのエネルギーはすばらしいものがあります。治療に向かうエネルギーもたまります。そのような教育を行おうと思えたとき、医療者との距離がぐーんと近くなったことを覚えています。

がっこうへいく ゆめをみた

朝の会で、よく夢の話を聞きます。

「昨日は、ちゃんと眠れたかな？」

「今、心配なことはあるかな？」

そんなことを知りたいからです。

子どもたちは、いろんな夢の話をしてくれます。

楽しい夢だったり、怖い夢だったり、うれしい夢だったり、寂しい夢だったり…。


ある日、小学校高学年の男の子が教えてくれました。

「先生、昨日すごくいやな夢を見たんだ」

「どんな夢だったの？」

「学校へ行ったんだよね。でもね、教室に行ったら、ぼくの席がなかったんだよ。転校してきたっていう、知らない子がぼくの席に座っていてさ、『そこ俺の席なんだけど…』って言ったら、逆にさ、『お前帰れ』って言われてさ。帰ったんだよ。で、帰っているとき目が覚めたんだ」

と、話をしてくれました。

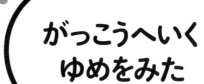

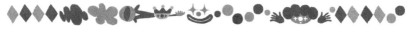

「身体はどんな感じがした？」

私は身体の感覚をよく尋ねます。

「気持ち悪かったよ。とぼとぼ歩いているときに、気持ち悪くなって目が覚めたんだ」

と、教えてくれました。

彼は、3カ月近く入院をしていた子です。

「もうこんなところ、いやだよ！　早く、退院したい。学校行きたいよ！」

と、よく叫んでいました。

その彼がこんな夢を見ました。それも、退院が決まった日の夜にです。

「よかったね。学校に行けるね」と話をした日に見た夢でした。


退院をすることは、子どもたちにとって、とてもうれしいことです。

「早くおうちに帰りたい」

「学校に行きたい。友達と会いたい」

そんなことを考えながら、つらい治療に向き合ってきたのですから、当然のことです。

それでも子どもたちは、心のなかに多くの不安を抱えています。

「みんな、覚えていてくれるかな？」

「自分がいない間にどんなことがあったのだろう。話が合うかなあ」

「勉強追いつけるかなあ」
そんな言葉をつぶやいています。

二〇〇六（平成十八）年に、学校に行けなかった当事者に対する「不登校のきっかけ」を尋ねた全国調査がありました。

1位は友人関係、2位は学業、3位は教師との関係でした。

そのなかに、「病気により不登校になった」と回答した子どもたちが約15％いることがわかりました。

1〜3位のようなきっかけで不登校になった子どもたちに対して、教育関係者は一生懸命にかかわります。もちろん、「病気がきっかけ」の子どもたちに対してもかかわるのですが、「元気になったらおいで」という声かけにとどまることが多く、うまく対応できているとはいえない状況があります。

入院しているときは医療、退院したら教育、ということが当てはまらない子どもたちが増えてきました。その狭間で困っている子どもたちがいます。

医療と教育を密接につなぐことで、病気による困難を抱えた子どもたちを支えていきたいと思うのです。

ないてないよ

ある小学校低学年の女の子がいました。彼女はとっても寂しがりやです。

院内学級に来てくれたときも、先生の気持ちが自分に向いていないことを敏感に感じると、声をかけてきたりサインを送ったりしてくる子でした。

病棟で夕飯が終わったあと、お見舞いに来ていた母親が帰る時間がきました。

病棟のドアのところまで、母親と手をつないで歩いていきました。

「また明日ね」

そんな言葉が交わされます。

ドアの近くにあるプレイルームでは、何人かの子どもたちがテレビを観ていました。その子どもたちは、彼女と母親の様子を、何となく見て見ぬ振りをしています。

ドアが閉まって、母親の影が病棟のドアのすりガラスから消えました。

彼女は、廊下に立っている私の前を走って通り過ぎ、ベッドに飛び込み布団をかぶりました。

私はゆっくりその子の病室に行き、ドアのところから、彼女の様子を見ていました。

すると彼女が、そぉっと布団から顔を出して私に言いました。

「私、泣いてないよ。えらいでしょ…」

そうやってがまんをし、がんばっている姿を「えらいね」「すごいね」と言われてきたのでしょう。自分の感情に蓋をすることを、ほめてもらってきたのでしょう。

病気を抱える子どもたちは、たくさんのものを奪われています。

・安全感—「今日と同じ明日」
・自由—「行動・感情」
・自主性—「選択・拒否」
・かかわり—「仲間」
・愛着—「保護者」
・教育や発達課題　など

病気を治すために、早く退院をするために、子どもたちは、よい患者であることを求められます。子どもたちもできる限り、よい患者であ

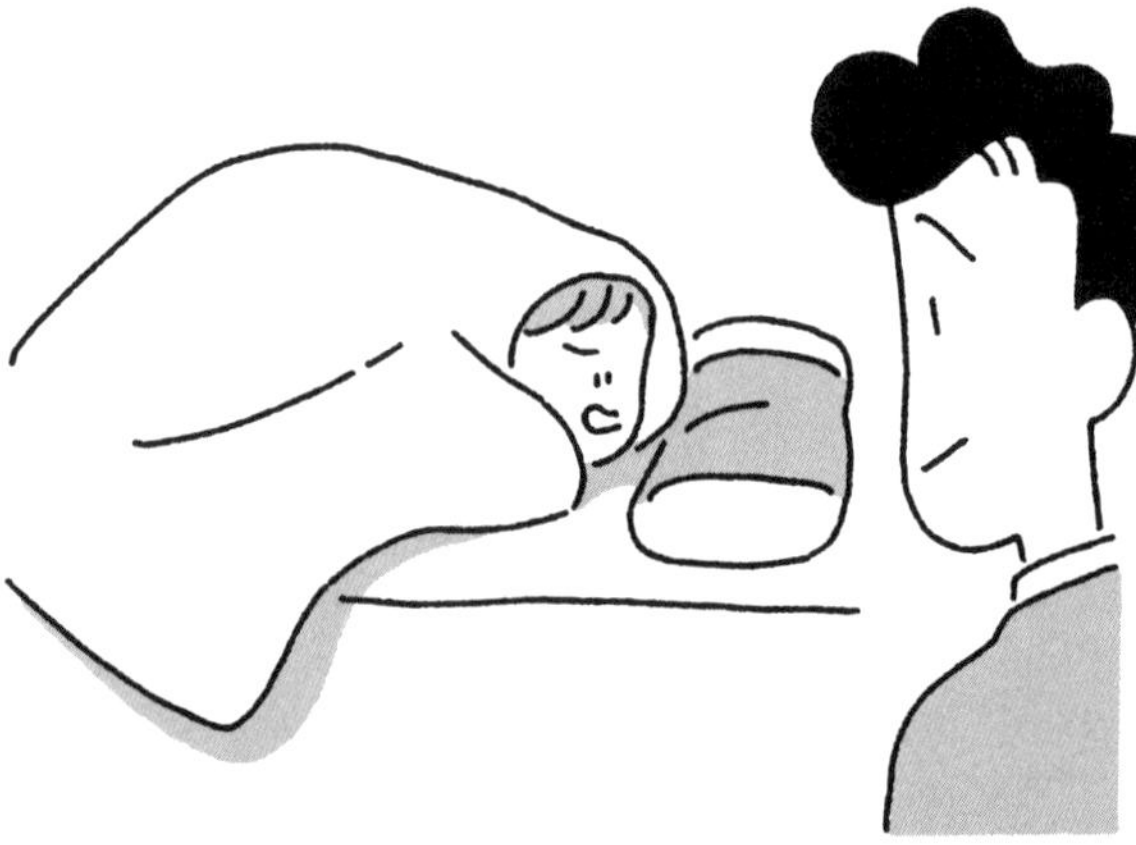

ろうとします（学校でも「よい生徒」を、家庭でも「よい子ども」を求められているのかもしれません）。

これらを奪われるということは、「あなたは今、子どもでいなくてよい」と言われていることと同じなのではないでしょうか。

子どもたちは、「子ども」という存在を保障されているとき、とても大きなエネルギーを発揮します。

だから、せめて教室に来てくれたときや、私たちとかかわるときは、「子ども」であることを保障したいと思うのです。彼ら彼女らが「子どもを取り戻す」時間やかかわりをつくりたいと思うのです。

もちろん、治療をするときは「患者」です。だからこそ、

「明日も、学級に行きたいから…」
「明日も、○○をしたいから…」
「明日も、あの子に会いたいから…」
「治療をがんばる」
「注射もがまんする」
「薬も飲む」

「早く寝る」

そんな種を植えるかかわりをしたいと思うのです。

「教育を使って、子どもたちに治療のエネルギーをためる」

それが、病院内の学校・学級の大きな一つの役割であると考えています。

そんなこと いえない

院内学級では、子どもたちの学習の保障をします。「入院をしていたことで、学校の学習進度に遅れないように、院内学級があります」と言われることが多いのですが、学校に通っているときとまったく同じようにはできません。

それでも、ポイントを押さえた学習を行い、子どもたちが学校に戻ったときにスムーズに学習に入っていけるようにします。何よりも、「入院していたけど、学習もやったんだよ」という気持ちをもって学校に復帰できるように、何ができるかを考えてかかわっています。

退院が近づいたある中学生がいました。本当によくがんばりました。治療も、学習も、入院も…。

「一生懸命に学習をしたからバッチリだと思うけど、それでもわからないところがあったら、授業中に質問するんだよ」と、学校に戻ったときのことを話していた際に、その子は言いました。

「そんなこと言えないよ。だって、病気になったのはぼくのせいでしょう。質問をして、みんなの授業を止めるわけにはいかないよ」

〝そんなふうに考えてしまうんだな〟と改めて思いました。

「助けて」「手伝って」と援助を求めることを、「援助希求」といいます。人に助けを求めることは、実はとても難しいことです。

「助けて」と言うスキルをもっていない子どもたちがいます。どんな顔で、どんな言葉で、相手に援助を求めてよいのか、やり方が身についていない子どもたちがいます。

「助けて」と言う自分に、なんだか悲しく悔しい気持ちが湧いてくる子どもたちもいます。

「助けて」と言っている自分のことを、「ダメなやつ」だと考えてしまう子どもたちもいます。

「助けて」と言うことは、自分の弱いところやできないことを伝えなければいけないからです。自分の弱さを認めないように生きている子どもほど、周囲に援助を求めることは難しいのです。

病気のある子どもたち、医療とつながりながら生きていく子どもたちは、「助けて」と言える力を身につけていく必要があります。

「助けて」と言っている自分も、「ダメな存在ではない」と思えるようになると、自分のことが大切になってきます。「自分は自分のままでいい」「自分は愛される価値がある」という自尊感情を子どもたちがもてるようにすることが大切であるといわれています。

もちろん、「私はできる」「私には力がある」「私は賢い」という自尊感情も大切ですが、比較によって保たれる自尊感情だけでは、「助けてください」「手伝ってください」「教えてください」と言うことはできなくなってしまいます。

「そんなに優しくしたら（甘やかしたら）、自立できなくなるのでは？」と言われることがありますが、「自立する」ということは、ひとりぼっちで生きていく力をつけることではありません。「助けて」と言える先をたくさんもつことだと考えます。親から自立するということは、親以外に甘えられる先をたくさんもつことではないでしょうか。

院内学級では、子どもたちが「助けて」と言える力をつけていきたいと考えています。そして戻る先の学校にも、病気があるから助けるのではなく、困った人がいたら助け合う子どもたちや学級を育ててほしいとお願いをしています。そんな世のなかをつくれたらいいなと思うのです。

子どもたちの体調がよくなってくると、退院の見通しが出てきます。子ども本人・家族へ、退院に向けてのカンファレンスやインフォームドコンセントが行われます。

場合によってはカンファレンスに、復学先の学校の先生に参加してもらうこともあります。退院後も治療が継続されていたり、経過観察が必要だったり、医療的ケアなど特別な支援を必要とする場合があるからです。

その子が安心して学校生活を送るためのキーパーソンと思われる人々に、病院に来てもらって話し合いをもちます。

その際には、保護者や本人に参加してもらうことが多くあります。

べつにいいの

ある中学生の女の子の、退院に向けてのカンファレンスが行われました。本人・保護者と、病院からは、医師、看護師、保育士、薬剤師が参加しました。復学先の学校からは、校長、養護教諭、担任に来てもらいました。そして、院内学級の担当も同席しました。

「水分を必ず補給してください」との話が、医師からありました。

そこで看護師が、「授業中にも飲めるように、水筒を持参することはできますか?」と、学校側に質問しました。

校長からは、「もちろんです。どうぞ用意をしてください」と返事がありました。

養護教諭や担任も、「もちろん飲めるようにします」と答えました。

しかし、その子は表情をなくして、ぼーっと話を聞いていました。

そこで、院内学級の担当が言いました。

「彼女は、自分だけが飲むのは難しいと思うので、みんなが水筒を持ってきてもよいようにすることは可能でしょうか？」

すると、学校側の返事は、「それはできません。この子への特別な支援です」でした。

それを聞いていた医療者が言いました。

「ちゃんと飲むんだよ」

彼女は、表情を変えずに、うつろな目をして、「はい…」と返事をしました。


カンファレンスのあと、院内学級の担当が彼女に確かめました。

「水分、飲めるの？」

すると彼女が言いました。

「べつにいいの。飲まないから…」


大人は、大人同士の約束のなかで、「伝えましたよ」「あとはそちらでお願いします」「わかりました」「善処します」と共通理解をします。

〝あとはそちらの責任で…〟

そのような場面を何度か見てきました。

しかし、その間にいる子どもたちは、どうすればよいのでしょう。

「ここで『はい』と返事をしておけば、大事にならなくてすむ」「この話し合いもすぐに終わる」と、子どもたちはわかっています。

するとあとから、「あのとき、あなた自分で『飲む』って言いましたよね」と言われます。

「だって、あそこではそう言わなければ…」

「ただでさえ迷惑をかけているのに…」

そう思っているのかもしれません。


これから、慢性疾患を抱えていたり、小児がんのサバイバーであったり、医療的ケアが必要だったりする子どもたちが、退院後学校に戻る機会が増えてきます。そのような子どもたちの復学支援は、今まで以上に重要な鍵になってくるでしょう。

医療と教育の隙間に子どもたちが落ちてしまわないように何ができるか。一緒に考えていただけるとうれしいです。

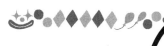

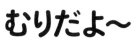

むりだよ〜

車椅子に乗っている子に、「かくれんぼしようよ！」と伝えました。

その子は、「え!?」と驚いた顔をしたあと、

「無理だよ〜。だって、隠れられないからすぐ見つかっちゃうよ」

と言いました。

そうですよね。そのままだったら無理かもしれません。

でも、工夫をすれば、車椅子に乗っていても、点滴がついていても、ベッドの上から動けなくても、「かくれんぼ」をすることができるのです。

これは、大橋光雄先生（前福岡県キャンプ協会理事長）から教えていただいたあそびの一つです。

「副島先生、座ったままでもかくれんぼはできるよね」と大橋先生に言われたとき、どうやったらできるだろう？と考えました。

「実際に隠れなくたってできるでしょう。工夫しだいでは…」とヒントをいただいたときに、

「あっ、想像のなかで！」と答えると、大橋先生はニコッと笑ってくれました。

自分の身体の大きさが手のひらぐらいだと考えたら、隠れる場所はたくさんあります。あとは、いつものかくれんぼのルールでよいのです。それだったら、車椅子に乗っていてもできる！と思いました。

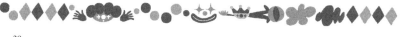

入院をしている子どもたちの優先順位の第1位は治療です。病気やけがを治すこと。子どもたちはそのために、親元から離れ、痛い思いをしながらも入院治療を続けています。

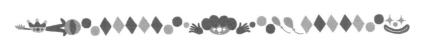

だとしたら、学びやあそびを使って子どもの発達を保障する人間が、病院のなかでやるべきことは何なのでしょう。

その一つは、学びやあそびを使って、子どもたちの治療のエネルギーをためることです。

「明日も勉強したいから、あそびたいから、あの子と会えるから、やりたいことがあるから…だから、薬もちゃんと飲む。注射もがまんする。リハビリもがんばる。早く寝る」

と子どもたちに思ってもらうことです。そのためには、〝子どもを子どもに戻そう〟と考えています。

病気をしていなければ、入院をしていなければ、できていたはずのこと、やっていたはずのことをできるだけ、子どもに経験してもらいたいと考えているのです。

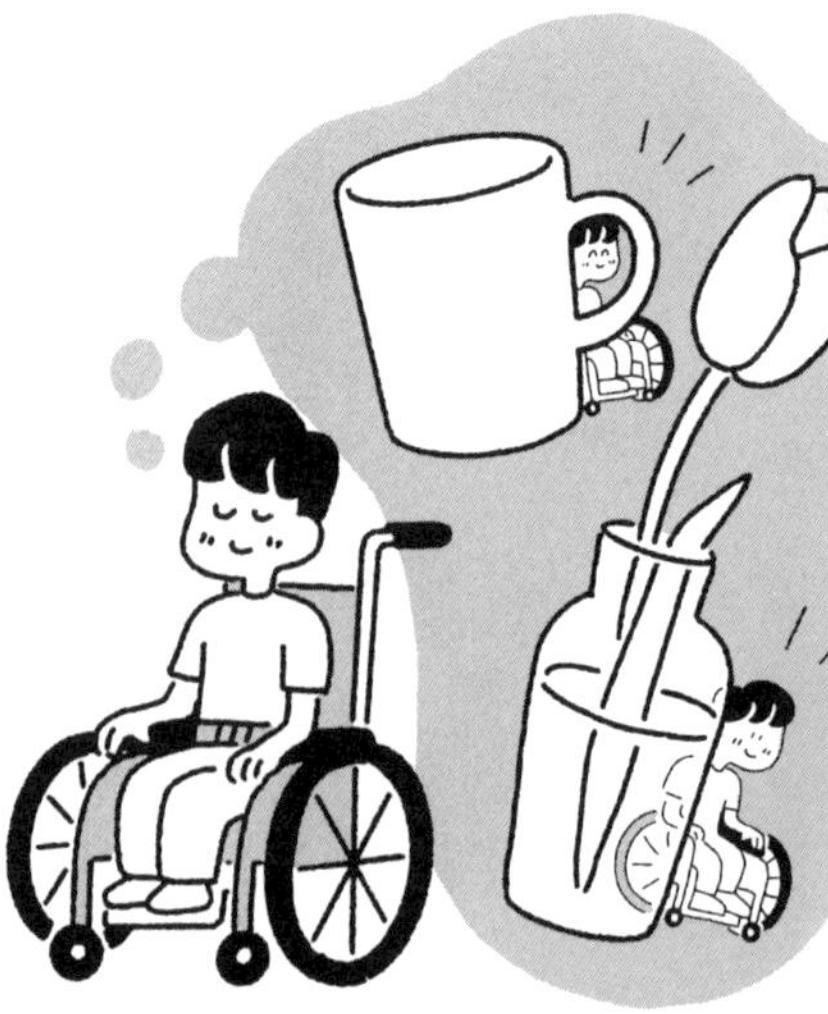

それも、子ども本人が、「無理だよ」「ダメだよ」「できないよ」と思っていることを、ひと工夫することで突破していきたいと考えています。

入院をすることは、本来、子どもたちにとって、「非日常」のことです。でも、入院治療をしていくなかで、子どもであるよりも患者であることが「日常」と化していきます。それは、仕方のないことだと、子ども自身が諦めています。そうなった自分が悪いのだと…。

しかし、たとえ子どもがどんな状態であったとしても、子どもにとってあそぶことや学ぶことは「日常」であるべきものです。それらを保障することの必要性が、一九八八年にオランダで採択された「病院のこども憲章」の第七条にあります。そして、日本でも制定する病院や自治体が増えてきました。日本中の病院や自治体に「病院のこども憲章」を掲げていただけるように活動したいと考えています。

せんたくしがほしい

ある医療的ケアを必要とする高校生が、スピーチ大会でこう述べたことがあります。

「医療的ケアがあっても、選択肢がほしい」

「選ぶことができる」「拒否をすることができる」ということは、人がもっているとても大切な権利であると考えています。そして、このことは、子どもたちの発達に影響を与えます。とくに、「自立性」の育みに非常に大きな影響を及ぼします。

しかしさまざまな要因から、選択をすること、拒否をすることに制限がある子どもたちがいます。病気の子どもたちもそうです。

ある中学生が、高校受験のために、いくつかの高校に進路相談に行きました。彼はとても聡明で努力家で、5教科の成績はよいのです。ただ、医療的ケアがあるため、体育の実技にはほとんど参加できませんでした。

ある高校を訪問したときに、進路相談の担当の先生からこう言われました。

「あなたの成績でしたら、うちの高校は合格すると思います。でも2年生には進級できません。体育の実技の評価ができないからです。それでもよければ、どうぞ来てください」

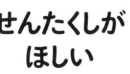

彼は、その高校を受験することを諦めました。

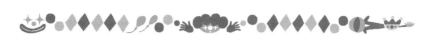

今は、合理的配慮ということもあるので、対応が変わっているかもしれません。でも、これはそれほど前の話ではないのです。

「車椅子に乗っているが、エレベーターやスロープがないから…」

「介助者をつけられないから…」

「介護タクシーなどの交通手段がないので毎日は通えないから…」

などという理由で、受験ができなかったり、諦めざるを得なかったりしている子どもたちがいます。

「特別支援学校や通信制の高校だってあるから」と言われますが、それは、自ら選んだことにはならないでしょう。

そのことを「自分のせいだから」と自分を責めたり、無気力になったりする子どもたちがいます。

その高校生は、スピーチ大会で「医療的ケアがあっても、友達がほしい」とも伝えてくれました。

この時期の子どもたちの成長・発達において、友達は重要な存在です。

「治ったら、いくらでもあそべるから」

「友達なんて、これからでもつくれるから」
と言われることがあります。

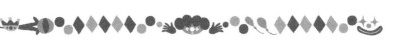

でも、この時期に友達関係を築くことができなかった子どもたちが、その後、周りの人と豊かな関係をつくっていくのは、相当にエネルギーがいることです。

医療的な支えを受けている子どもたちは、思春期になっても保護者の世話になることが多いのは当然です。しかし、友達とのかかわりを豊かにしていくことが、子どもたちの自立につながっているということを考える必要があるでしょう。

入院をしていても、24時間ずっと治療をしているわけではない子もいます。病院内での子どもたちのかかわりをつくっていくことはもちろんですが、地元や学校の友達との関係をつくったり、広げたりする手助けをしていきたいと考えます。

子どもたちが成長をしていくにあたって、たとえ病気であったとしても、「選択肢がある」「友達がいる」など、当たり前のことを当たり前に経験するには、どうしたらよいのか。

あそびや学びを通して、子どもの成長・発達を促す保育・教育の専門家である、病棟保育士や院内学級の教員が医療のなかにいることで、できることがたくさんあると思うのです。

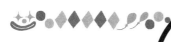

えっ、いなくなっちゃうの…

公立学校の教員にとって、異動は避けられません。例外はありません。異動が決まっても、そのことを子どもたちに伝えてはいけない決まりになっています（自治体によって、いつ伝えてよいかは異なります）。あいまいな喪失を増やすだけだと考えている私は、「来年度、もしかしたら別の学校に行くかもしれないんだよね」と院内学級のある生徒に伝えたところ、

「えっ、そえじ（私のニックネーム）もいなくなっちゃうのかよ」

と言われました。その子から怒りが伝わってきました。25年間小学校の教員として勤めてきた私に大きな決断をさせてくれた一言でした。

たくさんの喪失を抱えた子どもたちは、これ以上、別れのエネルギーを使いたくはないでしょう。新しい出会いにも、大きなエネルギーが必要です。一から関係をつくっていくことはとても大変なことなのかもしれません。

「どうにかしてここにいるから」

とその子に約束をし、多くの人たちのおかげで、医療系大学の教員という立場をいただき、今の私があります。

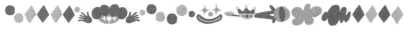

院内学級での子どもたちの入れ替わりはとても激しく、せっかく慣れて、仲良くなったころに別れがきます。

そのようななかにも、なかなか退院できなかったり、何度も入退院を繰り返したりする子どもがいます。そんな子どもたちにとって、

「友達は退院したけど…」

「今日もまた、教室にはあの先生がいる」

「また入院をしても、あの先生がいるから」

と思ってもらえることは、私たち大人が想像する以上に大切なことなのです。教員という存在も、子どもたちの日常を保障する大切な環境の一つになれるとよいと考えています。

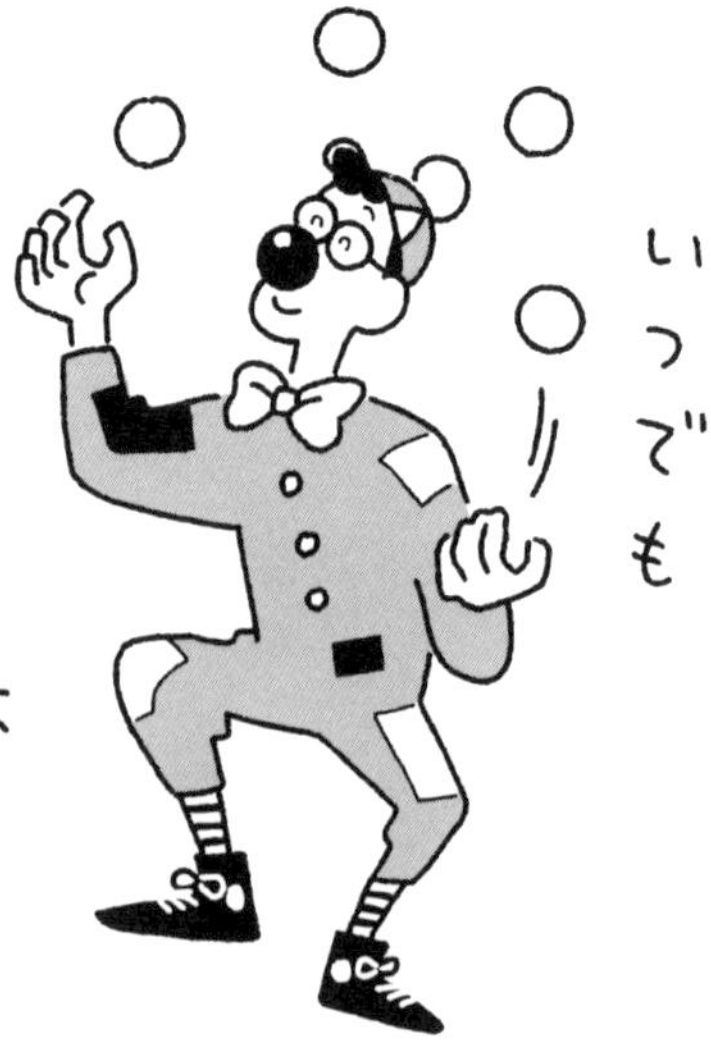

病院を訪れて子どもたちと過ごしてくれるクラウン（道化師）たちがいます。日本ホスピタル・クラウン協会や日本クリニクラウン協会が大切にしていることの一つに「定期訪問」があります。「1週間に○回、○曜日と○曜日に来ます。1カ月に○回、第○週○曜日の、

○時から○時に来ます」と約束しているのです。

赤鼻をつけたクラウンたちがやってくることは、一般的にはイベントの一つに数えられるかもしれません。しかし、このクラウンたちは、子どもたちの日常であるあそびを保障するためにやってくるのです。そのため、入院をしている子どもたちはとても楽しみに待っています。また、退院をした子どもたちも、クラウンの定期訪問がある曜日に外来の予定を合わせるそうです。子どもたちの日常をどのようにして保障するか。それは入院中でも大切なことなのだと思います。

子どもたちにとって、教育も日常のものです。それは、どんな状態にある子どもにとっても当たり前のことです。子どもたちにとって学ぶことは生きることです。

しかし、現実は異なります。「元気になってからでいいから」と言われるのです。入院という本来、非日常であるはずのものが日常に変化していくのです。

もちろんその子どもの状態によっては、紙の上の、いわゆる「お勉強」はできないかもしれません。なぜなら、入院している子どもたちの優先順位の第１位は治療だからです。それでも、教育によって子どもの発達を保障することはできます。

学びやあそびは、子どもたちにとって、日常でなくてはならないと考えています。

2章

心の声をきくにはどうするの？

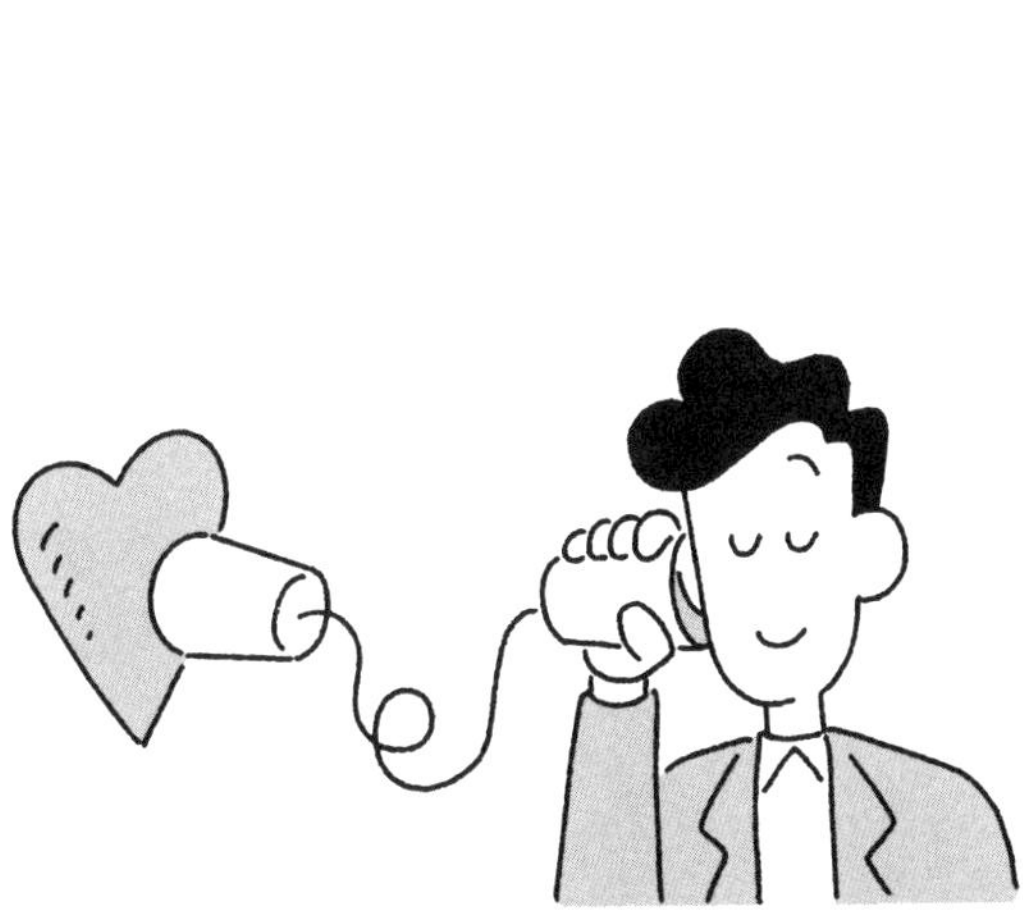

Chapter 2

「言葉で言いなさい」

以前教員として、子どもに強く言語化を求める自分の姿がありました。とくに、ネガティブな行動をした子どもに対して「理由を言いなさい」と問い詰めていた自分がいました。しかし大人である私たちも、いつもいつも自分の気持ちや願い、考えを100%言葉にできているわけではありません。とくに思春期の子どもたちは、自分の気持ちを言語化することは難しいかもしれません。だからこそ、学校は自分の気持ちや願いを言葉にする「言語化」という学びをする場所です。ただ、頭ごなしに言われても難しいですよね。ネガティブな行動をしてしまった子どもほど、そうかもしれません。もし言語化できていたら、行動化はしなかったかもしれないからです。

病院のなかで出会う子どもたちは、言語化ができないことを身体化して、メッセージを送ってくることが多いように感じます。「おなかが痛い」「頭が痛い」「気持ちが悪い」。もちろん身体に疾病がある可能性もあるので、診察をしてもらうことが大切です。しかし、子どもは身体と心の距離がとても近い存在です。お互いが影響を及ぼします。だからこそ、子どもの声をきくことが大切になってくると考えています。私たちに見えるのは、行動や言葉として表現されてきたものです。でも、その背景には、心や頭のなかの「言葉にならない声」がたくさんあります。そこに耳を傾ける必要があるでしょう。ここでは、そんな子どもたちの声を紹介します。行動や言葉の向こうにあるメッセージを一緒に考えていただけるとうれしいです。

みんなとおなじことしたいよ

ある中学生の男の子は呼吸器に疾患があり、小さいころから入退院を繰り返していました。小学校中学年までは、酸素をつけたり、車椅子に乗ったりしながら、学校に通っていました。なので、運動会の種目に全部参加できなかったり、遠足も友達と違うルートだったりしました。

その彼が、高学年になったとき、酸素を外すことができました。そして、中学生になって夢だった運動部に入部しました。本当にうれしそうでした。

しかし、ある日、彼は練習中にグラウンドを走っていて具合が悪くなり、病院に運ばれてきました。即入院でした。ベッドの上で彼は、看護師からこう言われていました。

「これ以上走ったら、具合が悪くなるってわからなかったの？」

母親からも言われていました。

「あなた、いい加減にしてよ。何年この病気と付き合っているのよ」

そのとき、彼が言ったのです。

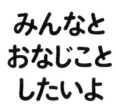

「あと、一周だったんだよ。ぼく、みんなと同じことしたいよ！」

そうなのです。小学校高学年から高校生のちょうどこのあたりの時期、子どもたちは、「いのちの危機よりも、発達の危機を優先する」ことがたくさんあります。

ある女の子は、「このハンバーガー食べたらヤバいかなあ…」と思いながらハンバーガーを食べて、病院に行かなければならない状態になりました。仲良しのグループと食事に行って、「自分だけ違うメニューを頼めなかった」と教えてくれました。

ある男の子は、薬を自分で勝手に減らしていました。具合が悪くなって入院することになったとき、彼は伝えてくれました。

「だって、この身体はぼくの身体だよ。コントロールできるようになりたいよ！」

皆さんも病気ではなかったかもしれませんが、ちょうどそのくらいの時期に同じようなことがあったのではないでしょうか。誰にでも、自分の健康のことよりも、友達との約束や自分の挑戦を優先させた時期があったはずなのです。それは、たとえいのちにかかわるような病気を抱えている子どもたちにとっても、大切な発達課題なのです。

しかし、私たち大人はこう言います。

「ダメです」

「薬はきちんと飲みなさい」

「違うメニューを頼みなさい」

「休憩すると言えるようになりなさい」

ただ私たちは、頭のなかで、心の奥で、そういう時期だということをわかったうえで、彼らに「ダメです」と伝えていきたいと思うのです。そして、たとえ彼らが入院をしていても病気を抱えていても、発達課題を保障するかかわりを担う存在として、医療者と協働していきたいと思うのです。

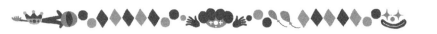

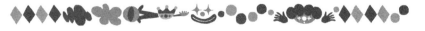

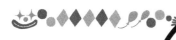

もし、おとなになれたら…

私は、教員になって17年間、いわゆる通常の学級で、1〜6年生までの担任をさせてもらいました。そして、ずっと院内学級に行きたくて行きたくて、ようやくたどり着いたときに、ある小学校4年生の女の子に出会いました。

その子の言葉が、私に覚悟をくれたのです。

彼女は、病気のために頭の手術を、幼いときから繰り返し行ってきました。彼女と私は、国語科の時間に詩の学習をしていました。

私は「なんて語彙の豊富な子だろう。9歳の子がこんなによく言葉を知っているなあ」と、思いました。

今なら、わかります。小さいときからベッドの上で過ごす時間が多かった彼女のお友達は、本だったからです。そのときは、そこまで考えが至りませんでした。

私は、彼女に言いました。

「あなたは、言葉をたくさん知っていますね。素敵な詩を書くねぇ」

忘れもしません。彼女は私の顔を見て、ニコッと笑って言いました。

「うん、先生。私、もし大人になれたら詩人になりたいの!」

彼女は「もし」って言ったんです。

それまで私は教室で、「あなたの夢は何ですか？　将来どうなりたいのですか？　そのために今何をすればよいでしょう」と、夕日に向かって走っていた教員でした。その私に向かって彼女は、「もし」って言いました。

大人になることを当たり前だと思っていない子どもたちがいるということは、頭のどこかではわかっていました。そんな子どもたちと、「あそびたい」「学習したい」「かかわりたい」と病弱教育を志したのですから。

それでも、実際に心の底からそのように考えている子どもたちを目の前にしたとき、自分の薄っぺらさというか、考えの浅さというか、いろいろなものを突きつけられた気がしました。

「これから、そのように考えている子たちとしっかりかかわらせてもらうんだ」

という覚悟をもらいました。

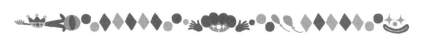

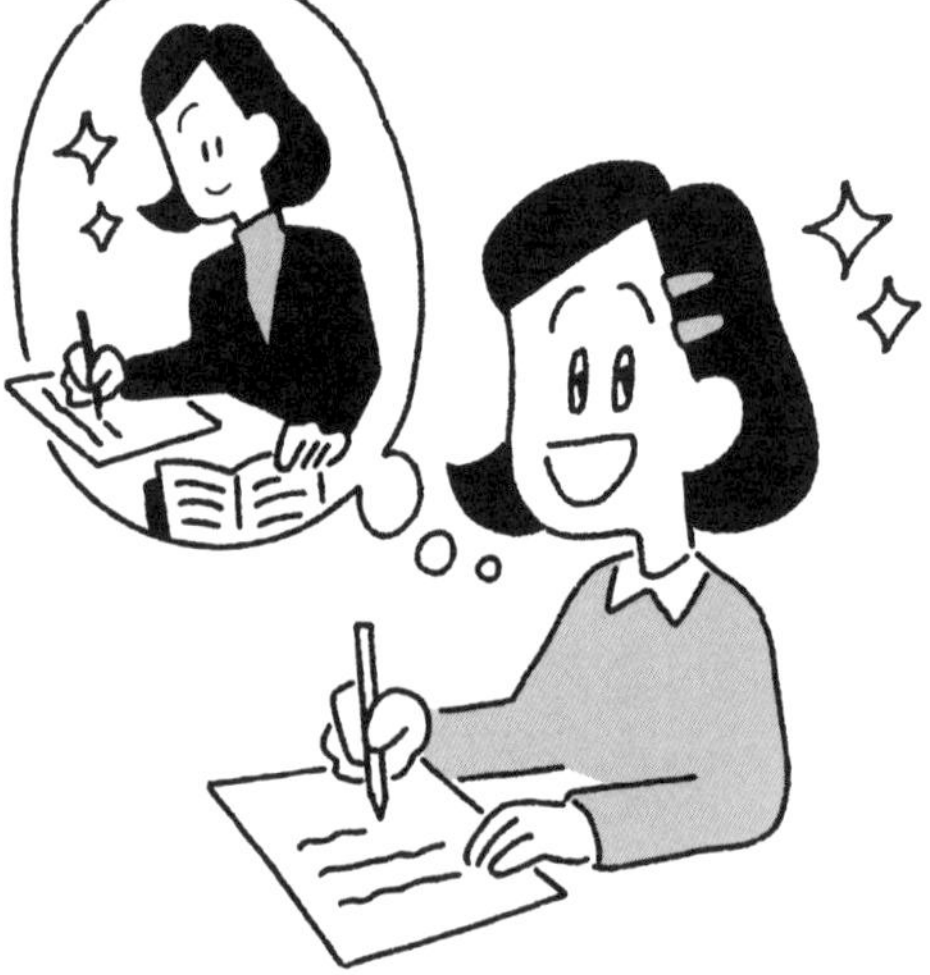

先日、彼女が再入院をしてきました。そのとき彼女が伝えてくれました。

「私、大学に行きたい。大学に行って英語の勉強をして、翻訳家になりたい。それなら私にもできる！」

そのとき彼女は、「もし」とは言いませんでした。ベッドの上にいる彼女を挟んで、彼女のお母さんと目が合って、胸が熱くなりました。ずっとずっと応援をしていきたいと思います。


「先生、あなたはどう考えているの？」

子どもたちは、根源的な問いをたくさん投げかけてくれます。逃げず、ごまかさず、子どもたちにも、自分自身にも向き合っていきたいと思います。

あきらめないといきていけない

ある小学校低学年の子どもがいました。その子は、生まれつきの病気を抱えています。小学校に入学したのですが、繰り返し入院をするため、学校になかなか通えません。

その子は、失敗をする自分がとってもきらいです。算数の学習でも、問題の答え合わせをするときに一問でも間違いがあると、怒りが湧いてきます。間違えた自分を受け入れることが難しいようで、丸つけをした教員に対して、八つ当たりをします。

ある日の図工の時間に、その子は、とても意欲的に工作をしていました。しかし、最後の最後でのりをつけるところを間違えてしまいました。裏表を逆に塗ってしまったのです。

「いやだ。もうやらない。諦めた」と言って、怒りの表情を浮かべて、作りかけの作品をポンッと放ち、床に座ってしまいました。

そんなとき、教員や大人は、子どもたちに声をかけます。

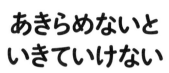

「諦めないでやると、きっといいことがあるよ」「簡単に諦めてはいけないよ」というメッセージを子どもたちに伝えます。

その子にも、周りの大人からは「ちょっと間違えたくらいで諦めないで、最後まで完成さ

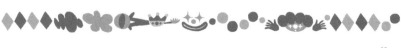

せようよ」というメッセージが伝えられました。

そのときその子が叫びました。

「諦めないと、生きていけないんだよ！」

大人はみんな、ハッとしてその子を見つめました。

「この子は、今までどれだけたくさんのことを諦めてきたのだろう…」

少し考えただけでも、思い当たることがたくさんありました。退院は何度も延期になっています。点滴がつながっている時間がほとんどです。学校に行っても、一日中を学校で過ごせないこともあります。休み時間に校庭であそべない日もあるでしょう。体育の時間に見学をしている日もあるでしょう。食事や水分の制限もあります。

そうなのです。たくさんのがまんを、たくさんの諦めを、その子はしてきました。病気は誰のせいにすることもできません。そうやって、自分を納得させながら日々を過ごしているのだと思いました。

病気を抱えた子どもたちにはたくさんの喪失があるといわれています。今日と同じ明日が来る安全感・安心感をもつことができません。行動の自由はもちろんですが、感情の自由を奪われます。受け身を求められます。選択をしたり拒否をしたりする幅が狭くなります。仲間とのかかわりにも制限があります。愛着の形成にも影響があります。教育が受けられない場合もあります。

それは、「子どもでいさせてもらえない」ということです。

院内学級は子どもの学習の保障をするために設置されました。それも大切なことです。しかし、いちばん大事な役割は、「子どもに治療のエネルギーをためること」であると感じています。私自身がそう思えたとき、病院のスタッフと本当の意味でのチームになれました。

病棟にいるときは「患者」である子どもたちが、院内学級に来たときは「子どもに戻れる」「子どもでいられる」。そんな場所やかかわりが必要だと思うのです。

トイレでたべてたよ

ある中学生の男の子がいました。彼は、1型糖尿病です。血糖値のコントロールや、インスリンの自己注射方法などを身につけて退院していきました。

次に彼と会ったときに、話をしてくれたことがありました。

彼は、血糖値のコントロールのため、学校に行くときも、糖分が補給できる食べ物を持っています。

小学生であれば、顔色などが心配だなと気がついたり、本人から訴えがあったりしたときに、「保健室に行きましょう」と教員が促すでしょう。そして、保健室で養護教諭に対応してもらうことになるでしょう。

しかし、彼は中学生です。周りの友達に、自分が病気であることを知られたくありませんでした。また、先生たちにも頼りたくはなかったのです。そのため彼は、身体の異変を感じると、「トイレに行きたい」と伝えて、教室から離れていました。

医療者の方々は「なぜ?」と思うかもしれませんが、水やお茶でさえも「自分だけ飲んでよいと言われても…」と思っている子どもは多いのです。

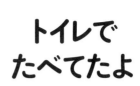

そして彼は、トイレの個室に入って、低血糖を防ぐためのものを口にしていました。

自分のいのちを守るためのものを、トイレの個室で口にしている…。どんな気持ちだろうと考えました。

私は「いや～、それはつらいなあ」と、彼に伝えました。

すると彼は、「平気だよ」と言いました。

「そうだよなあ…。平気だと思わなければ、やっていられないことだ」と思いました。


ある小学校低学年の子どもがいました。

その子は、治療のために血糖値を測らなければなりません。自分で計測ができるようにならないと退院はできないということでした。

院内学級での学習中にも、計測する必要があります。時間になると病棟から看護師に来てもらい、見守られるなかで計測していました。

初めのころは、学級の友達の前で計測することには抵抗があったようで、別室で行っていたのですが、みんなの前で測ることができるようになってきた、ある日のことでした。

自分の指に計測器を当てて、「パチン！」とやった瞬間に、「痛い！」と顔をしかめました。声も出さずに。

私も体験させてもらったことがありますが、自分で自分に針を刺すというのは、普段の注射とは大きく異なる感覚がありました。

私は「痛いねえ…」とその子と同じ表情（ちょっと大げさなくらいの表情）を浮かべて伝

えました。

「大丈夫。平気」とその子は応えました。

そうなのだと思います。

一日に4回も5回も指に針を刺しているその子にとって、「これができるようにならなければ、退院はできない」と思っているので、一回一回痛みを感じていたら、やっていられないことですよね。

治療のためだから…。いのちを守るためだから…。

それはそうなのですが、「痛い」「つらい」「悲しい」という感覚は、感じて当然なのです。

しかし、そうやって子どもたちは、自分の感情に蓋をしていきます。

感情を感じないようにすると、感情は壊れていきます。それは、発達に大きな影響を与えます。

しゅじゅつ いやだな

ある朝、小学生の男の子が教室に入ってきたときのことです。いつもは、先頭を切って「おはよう！」と入ってきてくれますが、その日は様子が違いました。暗〜いオーラをまとって、ズーンと沈んだ雰囲気で教室に入ってきました。友達とも距離を空けて、病棟保育士さんから促されるようにして…。

私は、彼のそばにそっと近づき、声をかけました。次の日に手術があるということは知っていましたが、彼にはこう言いました。

「何か心配かな？」

すると彼が返事をしてくれました。

「手術、いやだ！」

怒りでした。

「そうか、手術いやか…」と応えました。

彼が続けてくれました。

「頭を切るって言うんだよ！」

「髪の毛剃るって言うんだよ！」

「退院まで生えなかったら学校行けないじゃん！」と叫びました。

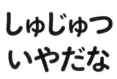

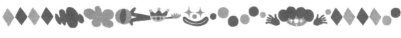

子どもたちにとって容姿が変わることは、本当に恐怖です。

私は、子どもたちが感じている身体の感覚をよく尋ねます。彼にも、「身体はどんな感じがするの？」と尋ねました。

すると、

「手術のことを考えると、身体がむずむずして眠れないんだよ！」

「できることならやめたいよ！」と叫びました。

私はその後も時々、「不安」「心配」「身体の感覚」などについて、ちょっかいを出しました。

数時間後、時間はかかりましたが、彼の身体が緩んできました。友達の会話に入るような姿も見られました。

「よし！チャンスだ！」と思い、彼の横に行きました。

そして、「ねえ、終わったら何したい？」と尋ねました。

「ドッジボールやりたい！」

「ステーキとお寿司が食べたい！」

「いっぱいテレビ観たい！」と教えてくれました。

「そうか、そうか」と受けとっていたら、彼が、ふーっとため息をついて、覚悟を決めたように言ってくれました。

「早く終わるといいな」

子どもたちの言葉の裏には必ずメッセージがありますが、「それを言葉で言いなさい」と言っても、よくわからなかったり、言葉にできなかったりすることもあります。そのため、子どもたちは、いろいろな方法で私たちに感情を伝えてくれます。伝えてもらえると、ありがとう…とうれしくなります。

それでも、ネガティブな感情の表現を、私自身がうまく受けとれないときがありました。

そんなときに肝に銘じているのは、小林正幸先生（東京学芸大学教授）から教えていただいた「感情表出への理解の方法」です。

・怒りは、変わってほしい
・悲しみは、助けてほしい
・喜びは、増やしてほしい
・恐怖や不安は、早く取り除いてほしい

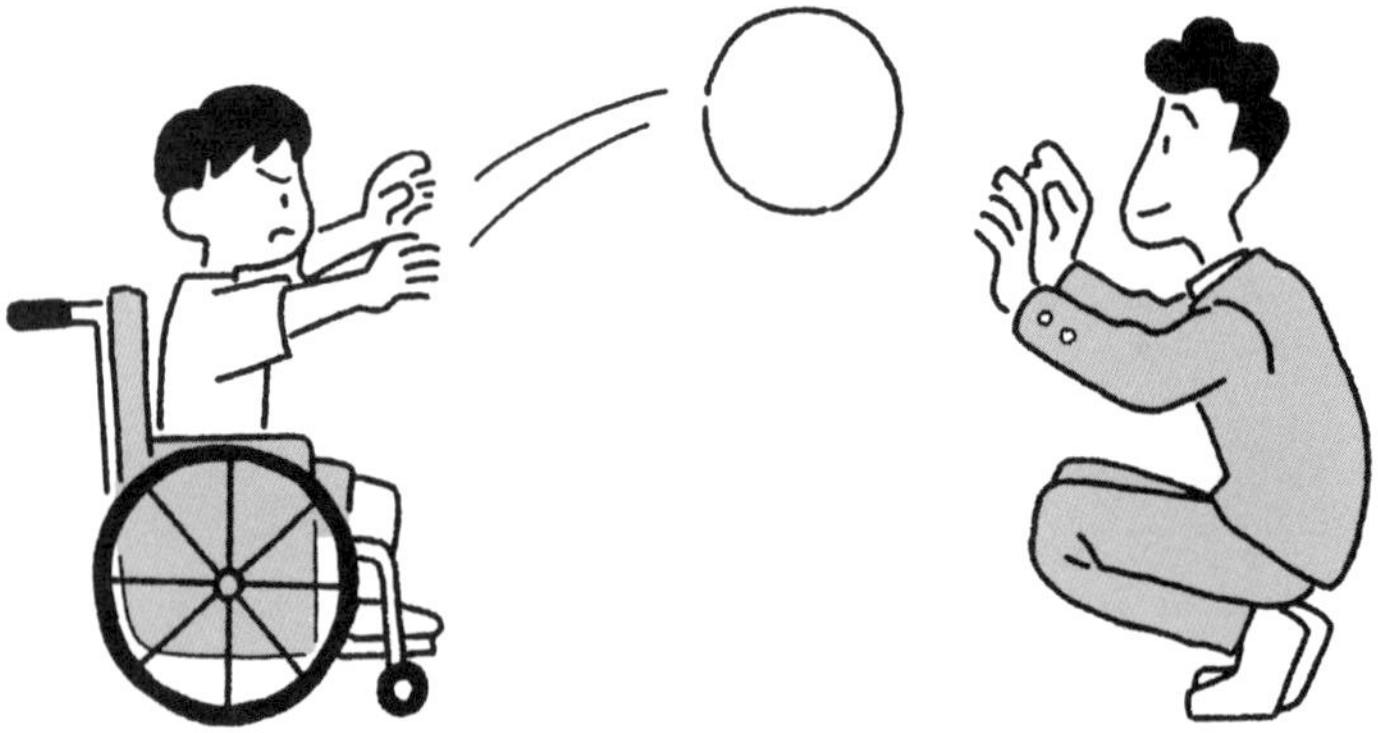

「感情の後ろには願いがある」と考えると、怒っている子や泣いている子の横にも、そっと座っていられるようになりました。


「自分の気持ちや考えを言葉にすることができる」

「身体が感じていることを言葉にすることができる」

心理学の言葉で、「感情の言語化」「感情の社会化」といわれていることを行えると、多くの子どもたちは気持ちを落ち着けることができるようになります。そのうえで、将来にどうなりたいかが語れたときに、子どもたちの表情は大きく変化します。

子どもたちの表現の奥にあるメッセージを「想像する・慮る・思いを馳せる…」ことができるようになりたいと思います。

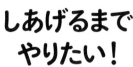

しあげるまでやりたい！

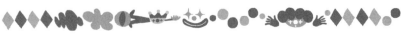

あの日は、2人の小学生が、教室に来ていました。

二〇一一（平成二十三）年三月十一日金曜日、午後の学習が終わる時間になりました。

〝病棟に戻りますよ〟という時間になったのですが、

「仕上げるまでやりたい！　もう少しやってもいいでしょう？」と一人の子が言いました。

「そうだね。今週末で退院だから、仕上げよう！　病棟には連絡しておくね」と取り組み始めた矢先でした。

突然大きな揺れがきました。もしエレベーターに乗っていたら…と、あとから思いました。

本棚が倒れたり、扉がバタンバタンと音を立てながら開閉したり、飾ってある作品が落ちたりしました。

机の下に潜り、安全を確保して…。

テレビからは、地震が起きたあとのいろいろな映像が飛び込んできました。

落ち着いたかと思うと、また揺れがきます。

「目視をさせてください！」

突然、消防隊員の人が教室に入ってきて、窓から周辺の様子を見ていきました。

免震構造の建物のおかげでしょうか。建物自体は無事だったのですが、大きな船に乗っているかのように、ゆっくり大きく横に揺れていました。

揺れがおさまっても、エレベーターの安全確認ができていなかったため、教室待機となりました。

子どもたちを病棟に戻すタイミングは、連絡を待つことになりました。

〝さあ、何をしてこの時間を過ごせばよいだろう〟〝子どもたちの安全を保障し、安心感をもってもらうためには、何をすればよいだろう〟どんな声かけをすればよいだろう〟

表情は笑顔のつもりでしたが、頭のなかはフル回転でした。

机の下から出てきた子どもたちと、ゆっくり工作を仕上げました。

まだ病棟に戻る許可は出ません。テレビは途中で消しました。

「人生ゲームをしよう！」

「ジェンガをしよう！」

子どもたちの状態を見ながら、話をしながら、あそびながら過ごしました。

けれども子どもたちの表情がどんどん硬くなり、次に何をしたらよいかを考えていたとき、小児病棟の看護師長が17階まで階段を駆け上がって、迎えにきてくれました。

病棟に戻った子どもたちは、自分のベッドに入り、布団をかぶって大泣きをしました。やっと泣くことができたのです。その姿を見てホッとしたことを覚えています。その日は夜も、病棟で子どもたちの話を聞きました。

子どもたちは、大人の不安をしっかり見ています。大人に迷惑をかけないようにと必死でがんばります。病気のある子どもたちも同じです。どうしても不安を抑えきれない子どもたちは、ほかの表現で伝えてきます。

二〇一六（平成二十八）年四月に九州の熊本県・大分県で起きた地震でも、多くの子どもたちが必死でがんばっている姿が伝えられました。子どもたちが、怖さや悲しさやうれしさなどの感情を素直に表現できるように、大人たちの役割はとても大きいと感じています。

ちょっとじまんだった

ある中学生の男の子は、小さいときからいくつかの病気を抱えて生きていました。いろいろな制限もあり、すべてがほかの子どもたちと同じように学校生活を送れているわけではありません。

そんな彼には中学校生活のなかで目標がありました。その一つが、「みんなと修学旅行に行くこと」です。

でも、クリアしなければならないいくつかの課題がありました。

もちろん、「本人の体調をその日に合わせて、よい状態にもっていく」ことは必須です。

そのほかにも、移動のこと、薬や医療機器のこと、付き添いのこと、費用のこと、具合が悪くなったときのことなど、改めて考えてみると、「あ、そうだね」と気づくようなこともありました。

課題の解決について、保護者や担当の先生たちと相談をしているときでした。

「やっぱり行くの無理かなあ」と、彼が言ったことがありました。

その理由は、

「みんなにいっぱい迷惑かけているから」

「当日も、周りに迷惑をかけてしまうし…」

そうなのです。

自分のことを周りの人が一生懸命考えてくれるということは、うれしい反面、迷惑をかけているダメな自分という気持ちが湧きあがってくることがあります。

周りの人は、「何を言っているの。そんなこと心配しなくてもいいの」と言ってくれますが、本人のなかには否定的な自己イメージができてしまうのです。

そんな彼に、私との関係性のなかから伝えた言葉は、「あなたなら、そう考えるかもしれないね。ただ、あなた自身の、修学旅行に対する気持ちはどうなの？」でした。

すると彼は答えてくれました。

「修学旅行には行きたい」

そして彼は、その気持ちを直接、校長先生に伝えました。

学校・病院をはじめ、多くの人たちの尽力により、彼は修学旅行に行くことができました。もちろん、本人と保護者のがんばりはとても大きいものでした。

修学旅行先が、たまたま私の出張先の近くだったので、彼が泊まっている旅館にちょこっと顔を出しました。校長先生にお出迎えいただき、彼が友達と夕飯を食べている部屋に入れてもらいました。

友達や先生たちと一緒に食事をとっている彼はとてもうれしそうでした。

彼の状態を確かめられたので、長居は無用と、皆さんにあいさつをして、私は帰路につきました。

数日後、彼のお母さんからメールをもらいました。

「息子の修学旅行の作文が学年だよりに載りました。1年生の道徳の授業でも使ってくれるそうです。本当に楽しかったんですね。行ってよかったです」

その作文にこのような文章がありました。

「昭和大学の副島先生がわざわざ旅館に寄ってくれた。出張ついでとはいえありがたい。病院ではない。しかも修学旅行でみんなと一緒に食事をしているところを見てもらえて、ちょっと自慢だった」

私は、子どもたちのドヤ顔が大好きです。そんな顔を見られる場面を、「教育」を通して増やしていきたいと思います。

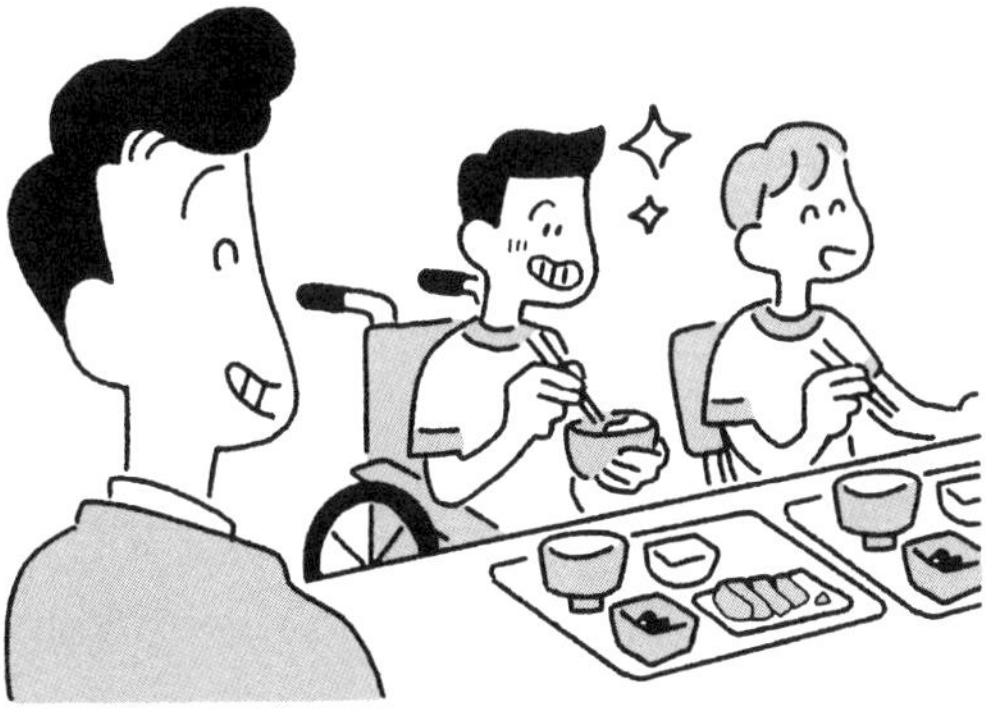

ぼくのほこりはね

さいかち学級には、いろいろなゲームがあるのですが、少しずつ自分のことを伝えられる子どもたちが増えたときや、「自分のことを話してもいいんだよ」というメッセージを伝えたいときに行う質問形式のカードゲームがあります。

「10億円当たったら何に使いますか?」「おうちのなかで一番落ち着くところはどこですか?」などの質問があり、カードを引いた人が答えるのです。

「死についてどう思いますか?」「いじめられた体験があったら教えてください」などのちょっと答えにくい質問もあるので、答えたくないときは「今は言えない」と、答えなくてもよいことにしています。

ある日、高校生の男の子とそのゲームをしていました。彼が引いたカードに書かれていた質問は、「あなたの誇りは何ですか?」でした。

すると、彼は躊躇なく答えたのです。

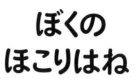

「ぼくの誇りは病気したことかな」

私はちょっと驚きました。

だって、彼がどんな思いで病気を治療してきたか聞いていたからです。つらい思いも何度

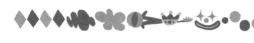

となく教えてもらっていました。

私は「病気になったこと?」と尋ねました。

「してなかったら楽しいこともあったかもしれないけど。前はいやだったよ。何もできないし。病気にならなかったら、さいかちにも来られなかったし」

「いつごろそう思うようになったの?」

「最近。高校生になって思った」と言って、こう続けました。

『こういう子たちの気持ちは普通のやつにはわからない。

この病院に友達や知り合いはたくさんいる。

精神力が強くなった。ちょっとしたことじゃ、くよくよしないよ。

だいじょうぶ。今は過去の何十倍も幸せ。

得意なことを見つけて生きていくって決めたから。

ただ病気になるわけではないよ。

そういう子が実はいっぱいいる。みんなが、そう思えるようになればいいんじゃないかな。

クラスに一人はいるはずだからね。

生きていることだけでいいことだから。笑って楽しく生きていこうって決めた。

先生。ぼくはここに来て、生きるバネをもてたよ。

入院になっても、またみんなや先生に会える。懐かしい。居場所がある。前の病院はひとりぼっち。でもここはそうじゃない。

病気だからって、人より時間がかかったりするだけ。

病気でもよかったよ。悪いことばかりじゃない。走れないし、薬を飲まないといけないけど、今は、それも普通だと思えたから』。

レジリエンスという言葉があります。〃精神的な回復力ないしはストレスに対する抵抗力、困難に打ち克つ力〃を指します。

PTG(post traumatic growth)という考え方があります。トラウマを受けるような体験をした人がその回復の過程で成長をする〃心的外傷後成長〃を経験することがあるというものです。

病気のある子どもたちと一緒にいると、この2つの言葉を強く感じることが多々あります。子どもたちが、レジリエンスを育み、PTGを経験できるようなかかわりを考えていきたいと思います。

こわかった…
こわかったんだよ…

ある中学生の男の子が教えてくれました。

その子が小学2年生のときのことを思い出しながら、話してくれたのです。

ある日の夜、隣のベッドのお友達に、「おやすみなさい」と声をかけ、カーテンを閉めてから、眠りについたそうです。

でも、夜中に物音で目が覚めました。いくら小学校低学年の子どもでも、カーテン一枚隔てた隣の緊迫した様子は感じとります。

「怖くて、怖くて…」

布団を頭からかぶって、じーっとしていたそうです。声も出さずに。

そのあと、いつの間にか寝てしまって、朝、目を覚ましてカーテンをそおっと開けたら…隣にベッドがなかったそうです。

「先生、怖かった。怖かったんだよ…」

と、とてもつらそうに話をしてくれました。

私は、「今まで、そのことを誰かに話したことあるの?」と尋ねました。

「初めて。やっと話せた」と、教えてくれました。

「6年間も、誰にも言えずに抱えてきたんだな」そう思いました。

彼自身のなかで、やっと話ができる準備が整ったのかもしれません。それでも、彼の人生の約半分です。そんな思いをしてきた子どもたちがいます。

ある女の子がいました。

彼女と同時期に入院・治療をしていた女の子が亡くなったそうです。そのことを知り、彼女は、泣いて泣いて、泣き止まなかったそうです。

数年経って、彼女が当時の担任の先生にこう伝えました。

「あのとき自分が泣き止むことができなかったのは…確かに、友達が亡くなって悲しかった。でも、それだけじゃなかった。次は自分かと思ったら、怖くて仕方なかった」

そんな子どもたちがいます。

大人にとっては、病気に軽重があるかもしれません。

「リハビリが始まったから、そろそろ退院できるかな？」など、見通しを立てることもできるでしょう。

しかし、子どもたちは、たとえ自分はいのちにかかわるような重篤な状態でなかったとしても、仲良くなったお友達や、病棟のなかで出会った子がいのちを落としたときには、不安や恐怖で身体や心、頭がいっぱいになってしまうこともあるのです。

果たして、そのような子どもたちは、病院や学校、家庭で自分の気持ちを伝えられているでしょうか？　本当の不安や恐怖は、言葉にすることはなかなか難しいものです。思い出すことさえいやなので、感情に蓋をする子どももいます。

しかし、四六時中、感情に蓋をし続けると、感情のコントロールが難しくなります。キレたり、わがままになったり、無気力になったり、そんな行動を起こしやすくなります。PTSD(post traumatic stress disorder)につながってしまう子もいます。そのような子どもは、治療も学習も自分から進んで行うことは困難です。

遠回りのように見えるかもしれませんが、子どもたちの不快な感情をきく機会をもちたいと思います。そのためには、私たち大人も感情をきいてくれる仲間をもつことが大切ですね。

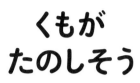

くもが
たのしそう

あつまった雲
ここからみると
雲が楽しそう
みんなで集まって
トランプしているみたい

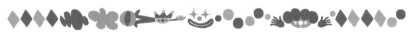

これはある小学校3年生の女の子が書いてくれた詩です。

昭和大学病院の17階にある院内学級の窓から外を見ていました。

とってもよい天気でした。

遠くまで景色が見渡せます。

青い空には、ふわっとした白い雲がいくつか浮かんでいました。

そのとき、彼女が「雲が楽しそうだね」とつぶやきました。

私は「楽しそうだねえ〜」と伝え、そのときのことを詩にしてもらいました。

皆さんは、この詩にどのような印象をもたれるでしょうか?

いわゆる通常の学級で、3年生の子どもがこのような詩を書いてくれたとしたら、その子の楽しげな気持ちを想像するかもしれません。でも、「雲が楽しそう」とつぶやいた彼女の表情は、笑顔ではありましたが、どこか寂しげでもありました。

そうですよね。ここは、病院のなかです。17階の大きな窓からの眺めは、とても気持ちがよいものです。ただそれは、いつでも建物から外に出ることができる人間である私の感覚です。教室の窓からの眺めは、入院中の子どもたちからはどう見えているのでしょう。子どもたちは何を感じているのでしょう。

教室を訪れていただいた方がさいかち学級の印象として伝えてくださることのベスト3の一つが、窓からの景色です。外に出るという選択肢をもてない入院中の子どもたちにとっては、その大きな窓でさえ、テレビの画面や映画のスクリーンのように感じているかもしれません。

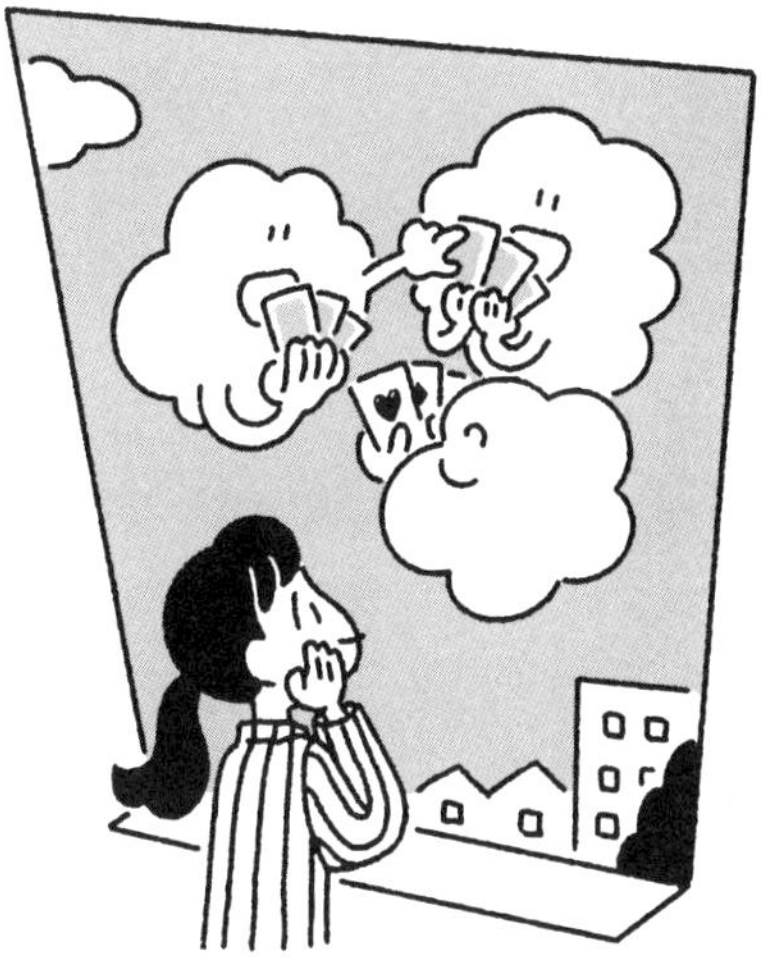

一つひとつの言葉の背景をできるだけ想像してみます。

「ここからみると」…自分は、向こうに（外に）行けないのです。仲間に入れないところにいると思っているのかな、と感じます。見ていることしかできない、と思っているのかもしれません。そばに行きたい、病院から出たいという気持ちの裏返しが、この言葉になったのかなと考えました。

「楽しそう」…誰かが楽しそうにしているのを見ているとき、どんな心持ちになりますか？もちろん温かい気持ちが湧いてくるでしょう。しかし、このときの彼女の表情は私の目にはもっと複雑なものに映りました。

「みんなで集まって」…入院中は、友達とのかかわりにも制限が入ります。きょうだいとも会えない場合があります。学校で、複数の同じ年齢の子どもたちとあそんでいる子にとっては、病院のなかの人間関係はとても小さく狭いものです（もちろんそれを利用して、深くかかわることもできます）。友達とのかかわりを楽しみにしている子どもたちがいます。

「トランプしているみたい」…彼女はなぜ「トランプ」というあそびが浮かんだのでしょう。みんなが集まってできるあそびはほかにもあるでしょう。でも、この子はトランプと書きました。トランプによい思い出があるのでしょうか？トランプがマイブームなのでしょうか？みんなでトランプをやりたかったのでしょうか？彼女とのかかわりにトランプを利用できるかなと思いました。

子どもの言葉の向こうにある、広くて深い世界をたくさん想像し、「合っていますか？」と教えてもらいながら、かかわっています。

ほんきでおもったことは？

ある子どもから尋ねられたことがあります。

「先生は、今までに、本気で死にたいと思ったことはある？」

その子の困り感をときどき聞いている私は、その質問に胸がキューッとなりました。

皆さんだったら何と答えますか？
・そんなこと思ったことないよ。
・そんなこと考えちゃダメだよ。
・どうしてそう思ったの？
いろんな選択肢が私の頭のなかを通過していきました。

「いなくなりたい…と思ったことはあるけど、死んでしまいたいと思ったことはないかも」

「今まで、いくつか病気をしてきたから、反対に、本気で生きたい…と思ったことはあったな」

「あ、そうだ。心理学のトレーニングを受けているときに、本当に苦しくなったことがあって、こういう気持ちのときに、死にたいって思うのかなって考えたことはあったよ」

その子はとっても真剣に、私の言葉を聞いていました。

その質問を私に投げかけなければならなかった、その子のなかにある「人生の問い」とはいったいどのようなものだったのでしょう。

「そえじのなかにも黒いところはあるんだよね」

ある子どもに、そう言われたことがありました。

私は、子どもたちから、「先生って○○だよね」と言われたとき、仮面をはぐふりをして、「ふふふ。そうでもないのですよ…」と伝えます。

その子は、「私、前はね、そえじのなかには黒いところはないって思ってたんだ。でも、誰にでも黒いところはあるんだよね。そのほうが人間らしいよね」と伝えてくれました。

きっと、その子は自分のなかの黒いところを見る機会があり、そのことについて、話をしたいのかなと考えてかかわりました。

思春期の子どもたちは、自分のなかにある、納得できない自分をどうしていいかわからなくなって、いろいろな行動を起こしてしまうことがあります。自分の気持ちにぴったりはまる言葉が見つからず、黙ってしまったり、別の方法で表現をしたり…。

でもそれは、この時期の子どもたちにとっては、とても大切な発達の課題です。子どもたちは、その発達課題に、病院のなかでどのように取り組んでいけばよいのでしょうか？

「（病気があるから、治療中だから、入院をしているから）今は、治療を一生懸命にやりましょう、そんなことは、治ってからでいい」

学校の教員でさえも、子どもたちにそう伝えることがあります。

たとえ病気や障害があったとしても、子どもたちは一日一日、確実に成長・発達しています。発達課題に向き合うことは、子どもたちにとって大切なことです。

医療スタッフたちとつながりながら、子どもたちの人生の問いに向き合っていきたいと思います。

よもうとさえすれば

院内学級に通い始めたばかりの子どもたちのなかには、まだまだ具合が悪く、エネルギーが小さくなっている子どももいます。
そんな子どもが教室に来てくれたときには、「この詩集を読んで、心に残った詩のページに付箋を貼ってみてください」と伝えて、薄い詩集を数冊と、付箋を渡すことがあります。

その子は、自分のペースでゆっくりと詩を読みながら、時々、付箋を貼ってくれます。

「終わりました」という合図を出してくれた子に、もう少しエネルギーがありそうだなと感じたら、「じゃあ、付箋をつけた詩のなかで、一番好きだなあと思う詩を清書してみませんか?」と伝えます。

ある小学5年生の女の子が選んで清書をしてくれたのは、鈴木敏史氏の「手紙」という詩でした。

「手紙」
ゆうびんやさんが　こない日でも
あなたに　とどけられる

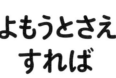

手紙はあるのです
（中略）
みんな　手紙なのです
読もうとさえすれば
（「星の美しい村」鈴木敏史・著、銀の鈴社、一九七四年）

彼女は、いわゆるとってもよい子です。

私が病室に行くと、体調がよくないにもかかわらず、ベッドから身体を起こして対応してくれます。

お母さんは、「周りにあまり迷惑をかけたことがない子で…」とおっしゃっていました。

担任の先生も、「あの子は、がんばりやさんで」と。

看護師さんは、「あの子は、よい子すぎて心配です」と伝えてくれました。

その子が選んだのが、前述の詩です。

「みんな手紙なのです　読もうとさえすれば」

当時、学級を担任していたもう一人の教員と、「本人が意識しているかどうかはわからないけど、彼女の発するメッセージをしっかり受けとろうね」と話しました。

この学習を行うとき、この詩に付箋を貼る子どもが多くいます。もしかしたら、自分の言いたいことがうまく言葉にならないことを伝えたいのかもしれません。もしかしたら、自分のメッセージをちゃんと受けとってほしいと伝えているのかもしれません。

子どもたちは、たくさんのメッセージを伝えてくれます。でも、なかなか言葉にならないこともあります。とくに、自分のなかに不快でわけのわからない感情が湧きあがってくると、その処理に困り、物を投げてみたり、どこかに隠れてみたり、人に当たってみたり、「勉強なんかしない」「注射はいやだ!」と言ってみたりする姿がみられます。

そんな渡し方をされると、受けとるこちらの心が乱されるので、表面に表れたものにだけ目が行きがちになってしまい、大切なところに届かなくなってします。

その行動や言葉の向こうにあるメッセージを受けとる力と余裕をもちたいと思うのです。

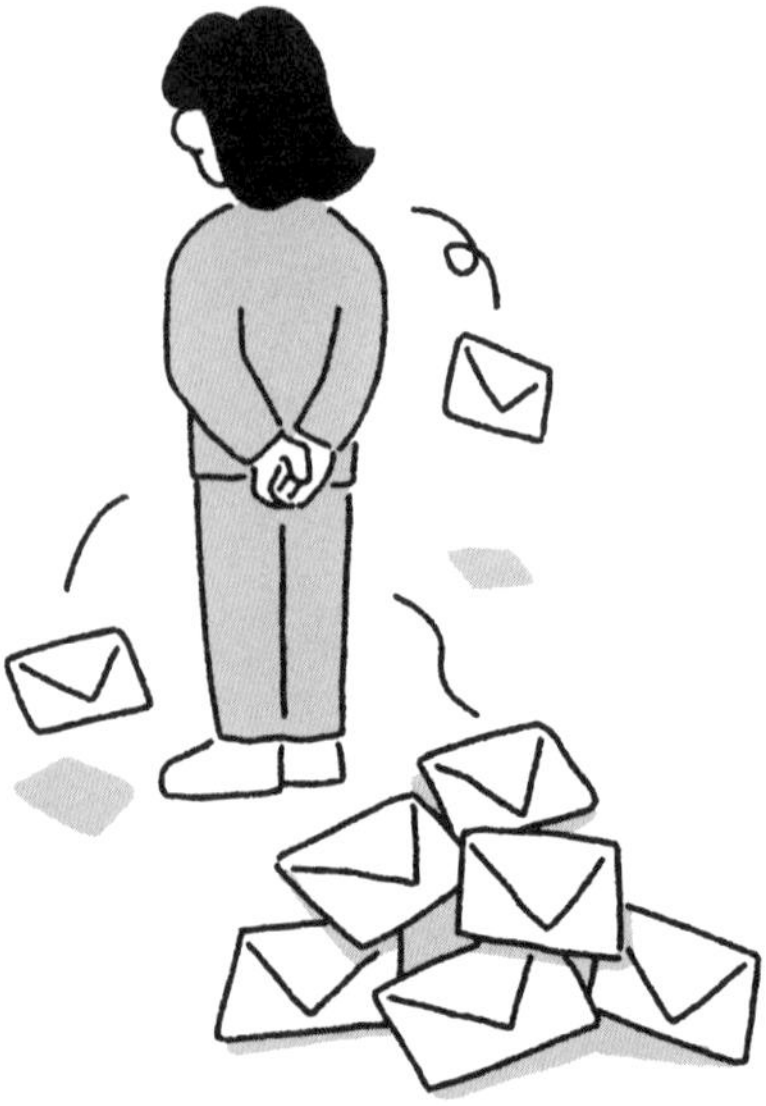

これいじょう…

ある中学生の女の子が、いわゆる拒食症で入院していました。当時、彼女に課せられたのは、行動療法的な治療です。「うまくいったらごほうびをあげます」という治療方法でした。

彼女に目標体重が伝えられました。

「目標の体重をクリアしたら」病室から出る許可をもらえます。廊下のトイレを使うことができます。シャワーを浴びることができます。プレイルームにも行くことができます。テレビを観ることができます。車椅子で病院のなかを散歩することも売店に行くこともできます。

検査のときは、トイレに行くことをがまんするそうです。水をできるだけ胃のなかに入れるようにするのだそうです。

それでも体重はなかなか増えてくれません。検査の日、目標体重をクリアできずに、「今日からまたベッドの上で過ごします」と言われました。

彼女は、「これ以上、どうがんばれっていうのよ!」と泣き叫びました。

そんな子どもたちは、自分のことが好きではなくなっていきます。自尊感情が低くなっていくのです。当然のことだと感じます。そんな子どもたちの喪失による傷つきからの回復のために大切なかかわりを考えます。

たとえ入院中であったとしても、子どもたちが「自分は自分のままでよい」「自分にはできることがある」と思えるように、教師として何ができるだろうと考えています。

傷つきからの回復のために育む自尊感情には、「社会的自尊感情」と「基本的自尊感情」の2つがあると、近藤卓教授（日本ウェルネススポーツ大学）が述べています。

社会的自尊感情は、「できる・わかる」という感情であり、人と比べたり、順位をつけたり、成功体験により育まれる感情です。子どもたちにできる・わかるを味わわせて、自信をつけて自尊感情を育む。「Doing」を大切にするということですね。

一方、基本的自尊感情は、「私は大切」という感情であり、「ある・いる」＝「Being」という感情です。自分は自分のままでよい。どんな自分も大切と思える気持ちで、これらは、どちらかというと、失敗をしたときのかかわりで育まれると考えています。近藤教授は、「共有体験」が大切であると述べています。

社会的自尊感情を育むには、成功体験を味わい、周囲から褒められることがとても大切になります。目に見える形で結果が出ているので、「がんばっているね」「すごいね」「素敵だね」と周りの人間もかかわりやすいでしょう。

しかし、基本的自尊感情を育むことは、「自分は自分のままでよい」「自分は大切である」

と思えるようになることですから、かかわる人間にとっても、時間と根気のいることとです。

基本的自尊感情が小さくなっている子どもたちは、エネルギーがたまっていません。そのために、表情も乏しく、人とじょうずにかかわれず、がんばる力やがまんする力がうまく発揮できなくなっています。できる・わかるを味わうために挑戦する気持ちもなくなっています。ベッドの上にいて、治療を拒んだり、やる気がないように見えたりする子どもたちの多くは、この状態にあるといえます。そんな子どもたちのエネルギーをためるために大切なことは、「今を味わうこと」「今の気持ちを大切にすること」だと考えます。

入院中の子どものために、医療者はそこまでやらなければならないの？　と考える人もいるかもしれません。そんなときこそ、保育や教育の人間とつながってください。あそびや学びを使って、子どもの今を保障する職種を活用してもらいたいと思います。

なれないようにしてた

入院中の外泊から戻ってきた中学生の女の子がいました。彼女は、病気のために、1年近く入院をしている子です。今回は、2回目の外泊でした。〝家に帰れることはうれしいこと〟だと私は考えていました。当たり前のように…。

「おうちどうだった?」と尋ねたところ、返ってきたのは、「うん。慣れないようにしてた」という言葉でした。

正直に言うと、私は、「えっ?」と思いました。それをあまり表に出さずに、「そうだったんだね」と伝えたところ、話してくれたのは、1回目の外泊のときのことでした。

「1回目の外泊は、それを目標に治療をしてきたので、本当に嬉しくてたまらなかった。外泊のときにやろうと思っていたことを、たくさんやった。自分の部屋ってやっぱりいい。家族とも過ごせて楽しかった。でも、また病院に戻ってきたときがとてもつらかった。おうちに帰ったときは、『家ってこんな匂いがするんだな』って思って、それがだんだん慣れて感じないようになって…。病院に戻ってきたら、病院の匂いがして。またそれに慣れるようにするのがとてもつらかった。だから、今回は、おうちの匂いに慣れないようにしていた。がまんしてた」

と、話してくれました。

外泊中におうちで、そんなことを考えながら過ごしていた子が戻ってくるのです。

「おかえりなさい。楽しかった？」と、病院のスタッフは話しかけます。

「うん」と、その子は笑顔で答えます。

「早く退院できるように治療をがんばろうね」と、おうちに帰りたい気持ちが増して、治療への動機づけになるだろう…。私もそう考えていました。

もちろん、彼女も外泊ができることは、うれしいと思っています。

「自分のベッドの上でゴロゴロするのが好き」とも、教えてくれました。

でも、もっともっと複雑なのですね。本当にたくさんの気持ちや考えが子どもたちのなかにあることを、改めて考えさせられました。

「相手の気持ちを考える」

「相手の立場になって考える」

教育者としても、医療者としても、求められる力の一つでしょう。当事者意識をもちたいと思います。

だから、相手の気持ちを考えます。でも、相手の気持ちはなかなかわかりません。とくに、程度はわからないのです。どんなに長い時間一緒にいる相手でも、どんなに心を寄せる相手でも…。その人が喜んでいることや悲しんでいること、痛みがあることやつらさがあることは、その人の表情や言動から想像できるでしょう。それでも、「どれくらい」という程度はなかなかわかりません。

そんなときに私たちがやってしまうことがあります。それは、わかったふりをすること。自分の価値を押しつけること。そして、時には見て見ぬふりをすること。だって、わからないというのはとても不安なことだから。

だからこそ、わからないところから始めたいと思うのです。わからないからこそ、相手の表情をよく見て、反応や雰囲気を受けとって、話にしっかりと耳を傾けて…。少しでも、相手のことを知りたいと思うのです。

ふりょうひんだから

その子は、生まれつきの病気があり、何度も何度も入退院を繰り返し、何度も何度も手術をしてきました。6年生の夏休みの終わりごろ、彼女のベッドのところに医師が来て言いました。

「今回もよくがんばりましたね。次の手術は、中学生になってからにしましょう。一度退院をして学校に行きなさい」

その日の夜です。彼女は看護師に伝えました。

「私、不良品だから…」。そこにあった紙に、文字で書いて伝えました。自分のなかにそのような気持ちが出てきたら、どうぞ伝えてくださいと思います。気持ちに蓋をしなくていいですよと思います。でも、子どもに不良品なんかいません！ そう思っています。

その看護師が、私のところに来て、泣きながら、怒りながら言いました。

「副島先生、学校の先生って、子どもがこんなことを言ったとき、なんて言ってあげるの？ 何をするの？」

「あなたは不良品なんかではありませんよ」。そんな言葉が通用する子ではありません。

さあ、何をしようかと考えました。退院まであと10日。そのときは、答えを出せませんでした。

彼女との今までのかかわりを思い出しました。彼女の言動を思い出しました。彼女が学級で仕上げた作品を見ました。彼女が持ってきた、教科書やノートを見直しました。すると、国語の教科書の後ろのほうに、谷川俊太郎氏の「生きる」という詩を見つけました。「よし、この勉強をしよう」と考えました。

「ねえ、あなたにとって『生きる』ってなぁ〜に?」

「へえ、そうなんだ。ちょっと書いておいてよ」

「今やっていることも『生きる』ことに入る?」

「じゃあ、それもメモしておいてよ」

彼女は、退院までの10日間で、50個以上の『生きる』を集めてくれました。そして、退院の前日に、そのなかから10個ほど選んで、詩にしてくれたのです。

生きる

生きること　それは
怖いと思うこと
何かを思いつくこと
美しいものを見ること
心が温かくなること
だれかと会って楽しいと思うこと
みんなと気持ちを分け合えること

どきどきワクワクできること
そして
小さな命が生まれること

「怖いと思ったっていいんだよね」と最初に書きました。

「いいんだよ。怖いって、自分を守るためにとっても大切な感情だから。大事にしてね」と伝えました。

「みんなと会って、どきどきワクワクできたらそれが私の生きることです」と書いて、退院をしていきました。

今、彼女は、自分の夢を叶えるために、挑戦を続けています。でも、時々大きな壁が立ちはだかり、苦しくなって連絡が来ることがあります。

そんなとき、〝この子は、小学6年生のときにあの詩を書いてくれた子だよ〟と思いながら、話を聞いています。子どもたちの力を信じる大人でありたいと思います。

ぼくはしあわせ

その子は、おなかに大きな病気を抱えてこの世に生まれてきました。「小学生になれないかもしれません」と医師から言われた子です。

でも、小学校6年生になりました。ただ、小さいころから、何度も入退院を繰り返してきました。おうちにいるよりも、病院にいるほうが長かったかもしれません。調子のよいときは、おうちから学校に通います。少し調子が悪くなって入院をすると、病院から学校に通います。もうちょっと調子が悪くなると、院内学級に通います。ベッドから動けないときは、院内学級の担任が病室にベッドサイド学習に行きます。そうやって、学習を続けている男の子でした。

秋ごろ、久しぶりの退院が決まりました。教室に来てくれたときの彼は、満面の笑みでした。でも「退院」なんて言いません。何度も入退院を繰り返している子は、退院なんて簡単に口にしません。退院が延びてしまったり、せっかく仲良くなった友達との別れの経験をしている子たちは、言わないのです。ただ、ほかの子が、そのことを知らないとまた傷ついてしまうことがあるので、私は彼のそばに行って「退院決まったんだって」と言いました。

すると彼は、その満面の笑みをとろけさせながら、「先生、ぼく幸せなんだ！」と教えてくれました。

どんなときに幸せだと思うの？ という問いに、たくさんの幸せだと感じる瞬間を教えてくれました。

そのことを詩にしてほしいと伝えたところ、え？ いやだなあ～という顔をしました。小学6年生ですから、「詩にしたら、教室の廊下に貼る気でしょう」と思ったのかもしれません。でも、そこは粘ってお願いをしたところ、「しょうがねぇなぁ。最後だから書いてやるよ」と言いながら、詩にしてくれました。

ぼくは幸せ
お家にいられれば幸せ
ごはんが食べられれば幸せ
空がきれいだと幸せ
みんなが
幸せと思わないことも
幸せに思えるから

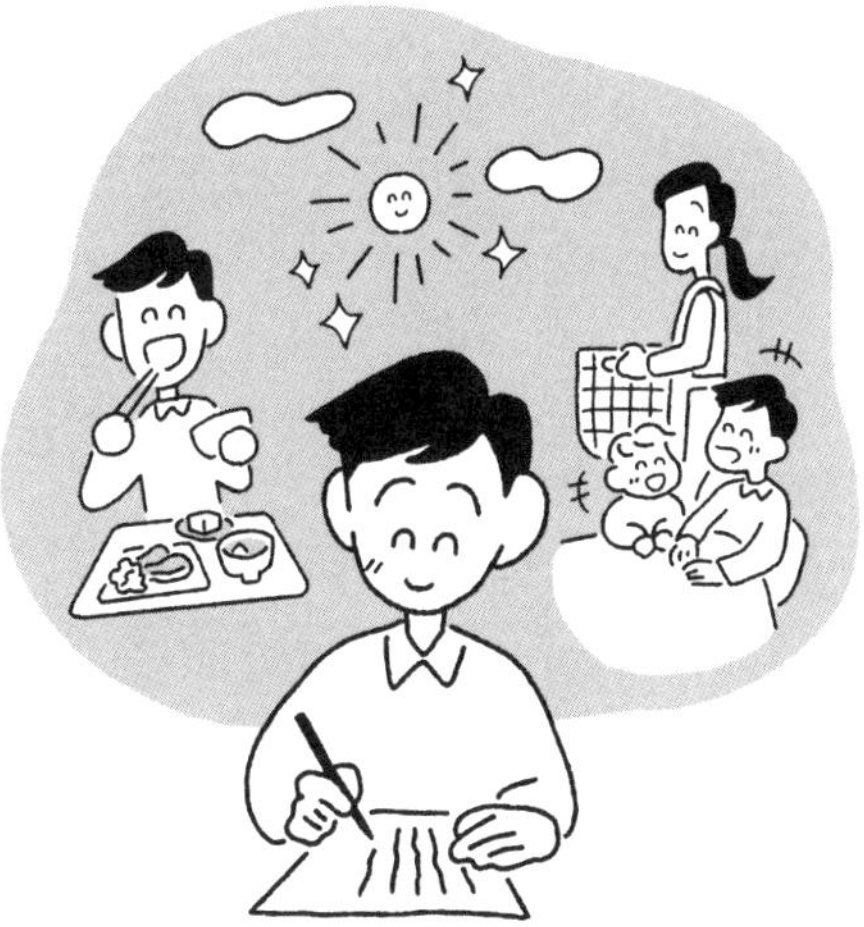

ぼくのまわりには
幸せがいっぱいあるんだよ

　でも、この詩は、本当に彼の最後の詩になってしまいました。退院をして1カ月後。夜7時半に病棟の看護師さんから、学校の職員室に電話がありました。彼が再入院をしてきた連絡でした。仕事が終わったら会いにいくつもりでした。でも、仕事が終わったときは、面会の終了時刻はとっくに過ぎていて、病院の前を通ったとき、病棟を見上げながら、「また明日ね」と思って帰りました。

　だって、今までそんなことは何度もあったから…。でも、次の朝、行ったら間に合いませんでした。

　「もう二度と、子どもたちのことで明日にするのはやめよう」と決めました。

　それを教えてくれた彼の詩です。

　でも、忙しいときはついつい明日にしてしまうことがあります。そんなときは、彼にごめんねと思います。

　「病気の子どもたちが安心して過ごせる場所を一緒につくろう」

　それが、彼との約束です。その約束だけは、必ず実現したいと思います。

3章

きょうだい・家族も支えるにはどうするの？

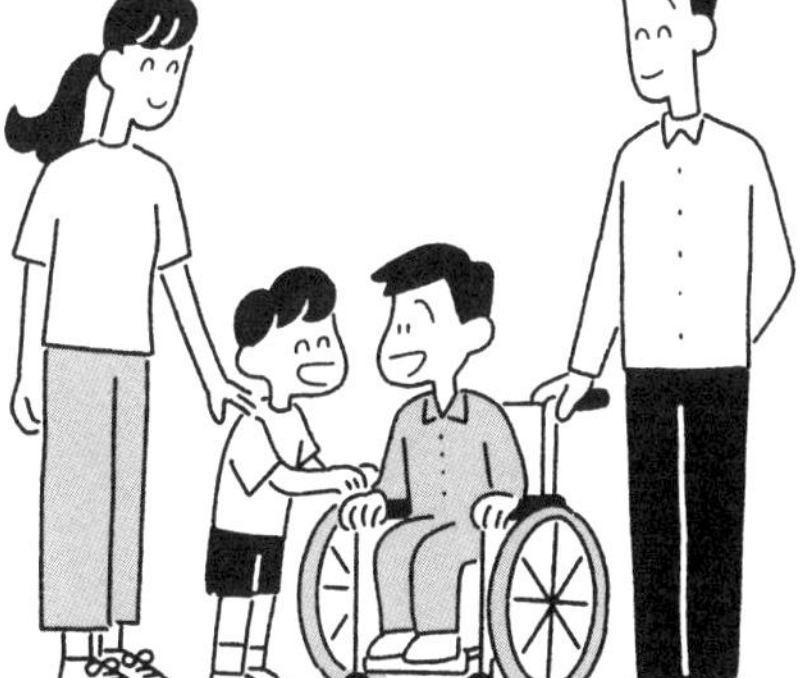

Chapter 3

「あなたは、入院をしている子どもの担任の先生です。子どもの学校復帰に向けてどんな配慮をしますか？」という問いを学校の先生方にすることがあります。多くの教員は、「その子が入院中もクラスの一員であることを保障する」「お手紙を送ったり、お見舞いに行ったりして、その子とのつながりが切れないようにする」「養護教諭と連携して、医療的な配慮をできるようにする」と答えてくれるようになりました。「勉強は病気が治ってからでいい。退院が決まったら連絡をください」と言われていた15年ほど前とは大違いです。

でも、学校関係者にはまだまだ見落とされていることがいくつかあります。それは、入院をすると決まったときから退院に向けての支援が始まるということです。そして、入院をするその子だけでなく、きょうだいや家族、クラスメイトや学校の先生たちに対する配慮が必要であるでしょう。

この本で紹介しているのは、子どもたちの言葉です。しかし実際には、もっとたくさんの人たちから言葉をいただいています。その一つひとつが大切なメッセージです。「病気のある子どものきょうだいの葛藤」「長い間入院をしていた子が学校に戻ってくるときの、うれしい反面、どのようにかかわってよいかよくわからない不安なクラスメイトの気持ち」「退院できてホッとはしたが、一方でこの子の進路を考える親御さんの悩み」。一人ひとりが自分の立場で考えていることでしょう。それらを自責の念をもちながら受けとっている子どもたちが病棟にいます。そんな子どもたちのことを一緒に考えてもらえるとうれしいです。

このさきいったいどうなっちゃうんでしょう

院内学級で出会う人たちは、子どもたちだけではありません。

さいかち学級は、放課後に「喫茶さいかち」になります。17階にある喫茶さいかちからの景色は格別です。珈琲や紅茶を用意して待っています（もちろんアルコールはありません）。

看護師や医師が来てくれることもあります。病棟の保育士や病院のスタッフも来てくれます。保護者の方が来てくれることもあります。

卒業生というのもそぐわないかもしれませんが、退院をした子が、外来に来たときなどに、「そえじ先生いる?」と、扉を開けてくれることもあります。

その日は、ある子どものお父さんが教室に来てくれました。仕事をバリバリとやられているお父さんです。子どもからもお母さんからも「お父さんはねえ…」と言われていました。

そんなお父さんですが、お子さんの病状がかんばしくないことを不安に思って、

「先生、この先いったいどうなっちゃうんでしょう…」

と、大粒の涙をぼろぼろぼろっと流されました。

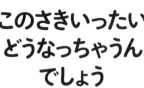

子どもが退院をしたあとも、節目節目に教室を訪れてくれるお母さんもいます。幸いなことに、その子は退院以来、入院をせずに過ごすことができています。それでも、成長の途中にはいろいろな出来事が起こります。病気が発達の課題に影響を与えることも多いからです。

お父さんもお母さんも、普段、心配を語ったり、涙を流したり、怒りを伝えたりするところはなかなかないようです。わが子が治療をがんばっているのだから、私たちもがんばらなければならない。大人である私たちが弱音を吐くわけにはいかない…という思いで立っておられます。

実は、きょうだいもそうなのです。

私の教室がある病院の小児科では、15歳以下の子どもたちは、たとえ肉親であっても、感染症対策などの理由から、病棟のなかに入ることはできません。そのため、保護者が病棟のなかにお見舞いに入っている間に、小児病棟の扉の外に用意されているソファのところで、小学校低学年のきょうだいが待っています。

夜7時頃に、コンビニのお弁当を食べながら、おやつを食べながら、宿題をやっている姿を見ます。病棟のスタッフたちは代わるがわる声をかけます。私たち院内学級の教員も、おしゃべりやおりがみをしにいきます。

そんな家族の支えになろうと、病棟のスタッフと協力をしながら取り組んでいます。

病棟のスタッフに、私たちが家族支援を…と協力を申し出ると、「目の前の子どもたちだけでも精一杯です…」と言われることがあります。それでも、家族を支えるという視点をもつことで、病棟のスタッフと私たちの間に共通の話ができたり、子どもたちの笑顔が見られたり、そんな場面が増えていくといいなと思うのです。

おかあさんにはいわないで

頭の手術をした、ある小学校高学年の男の子は、退院が近づき、学校に通う準備が始まりました。

時々あることなのですが、両親の要望により、本人に病名が告げられていませんでした。

頭に手術の大きな痕があります。きっと学校に戻ったら、ほかの子どもたちから尋ねられるでしょう。心ない言葉を投げかける子どももいるかもしれません。

何よりも、その子自身が病気と向き合い、克服していることを認識してもらえるように、病棟のスタッフたちとも、「どうしたらいいかなあ…」と話しているなかで、「本人がどれくらい情報をもっているかを知りたいね」ということになり、私が彼に聞くことになりました。

病室に行った私は、彼に尋ねました。

「今回の自分の病気のことで、何か知っていることや聞きたいことはある?」

すると彼は、「僕の病気は脳腫瘍でしょう」と言いました。私は、答える立場にはないので、とっさに、「どうしてそう思ったの?」と尋ねました。すると彼は、「ゲーム機で調べた」と教えてくれました。

最近のポータブルゲーム機は、すごいですね。インターネットにつながっていて、検索サイトを開けるそうです。そこで、自分に使われている薬の名前から病名を調べたそうです。

彼らの周りには、いろいろな情報があふれています。自分に行われている治療から、何となく推測していることもあるでしょう。大人が伝えないようにしよう、隠しておこうと考えても、そうはいかない場合が多いようです。

「へぇ～、そうやって調べられるんだ」と伝えたところ、彼は、慌ててこう言いました。

「先生、お願い！お母さんには言わないでね」

「あ、ゲームをしていることを言われたくないのかな」という考えが浮かんだときに、彼が伝えてくれたのは、次の言葉でした。

「だって、お母さん悲しむから…」

そんなことを思いながら、彼は、あの治療に向き合ってきたんだと思いました。

そのことを、医療スタッフに伝えました。退院前に主治医から家族に対して提案がなされ、本人にも病気の説明が行われました。

その子どもの発達に合わせた言葉で、病名のことや治療のこと、予後のことを伝えるのは大切なことだと感じます。

保護者の許可をもらい、その子の発達に応じた言葉を使い、聞きたいか聞きたくないかもその子が選び、安心できる場所で、信頼できる人から、感情も受けとってもらいながら事実を伝える。そんなかかわりが増えるとよいなと思います。

子どもたちは、自分が病気になって、けがをして、入院していることを大きな失敗だと考えています。何よりも、親やきょうだい、家族に迷惑をかけていると考えることは、とてもつらいことです。

「子どもたちに、つらい思いをさせたくないから」と言いつつ、大人のほうが子どものつらさを受けとることがしんどい場合もみられます。

病気やけがが、入院や手術などは、家族にとっては一大事です。この時期に、家族の脆弱性が表れてきてしまうこともあります。

目の前の患者であるその子自身はもちろんですが、家族全体を支えるという視点が病院のなかにたくさんあることがとても大切だと思います。

がいらいがあったので！

退院した子どもたちが、外来や検査で病院に来たときに、さいかち学級に寄ってくれることがあります。

ある日、私が病棟から教室に戻ると、廊下に高校生の女の子が母親と一緒に立っていました。「お！　久しぶり！」と声をかけると、いつものふわっとした笑顔を見せてくれました。

「検査があったので来ました」

「よく教室まで来てくれたね！」

「はい」

「どうぞ、どうぞ。教室に…お母さまも」

懐かしそうに、教室を見回します。

自分が入院中に通っていたときにもあったものや、自分も作ったことのある作品の見本などを母親に紹介します。

「今、〇人いるんだね」

「あの子、まだいるの？」

「早く退院できるといいね」

教室に寄ってくれた子どものほとんどが、今入院している子どもたちのことに思いを馳せてくれます。自分が入院していたときのことを話してくれる子もいます。

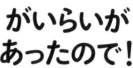

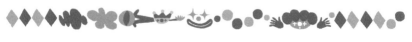

過去の話が落ち着いたときに、「最近どんな感じ?」と尋ねます。

「楽しいです」

「たくさんあそんでいます」

「部活がんばっています!」

どちらかというと、身体を動かすうれしさを話してくれる子が多いなあと思います。身体が回復したことを確認したいのかもしれません。

「勉強は?」と尋ねると、

「ばっちり!」と伝えてくれる子もいますが、ふふふと笑う子もいます。入院中の学習の遅れはやはり気になっているのかもしれません。


「教員はいいなあと思うときがある。私たちは子どもたちが具合の悪いときに出会うから、よくなるといなくなっちゃうんだよね。教員のところには、元気な子どもたちが来てくれるでしょう。僕たちのところに子どもが来てくれるときは、心配なときなんだよね」

心理士からそう言われたことがありました。

〝会いに来ないほうが、状態がよいとき〟

医療者にとってはそうなのかもしれませんね。当時、小学校の教員をしていた私は、「そんなものなのかな」と思ったのですが、今の立場になって腑に落ちました。

実は、退院後、学級に会いにきてくれる子はほとんどいません。「今どうしているのかな」と思いを馳せるしかありません。だからこそ、会いにきてくれた子どもたちのメッセージをしっかり聞きたいと思います。

「進学しました」

「お休みしないで通えています」

「勉強もできています」

「体調もよいです」

初めは、ポジティブな話をたくさんしてくれます。そんな子どもたちとゆっくり話していると、学校に戻った楽しさやうれしさの向こうにある不安や心配を少しずつ語ってくれます。身体のこと、勉強のこと、友達のこと、将来のことなど。たくさんの不安があることが伝わります。その不安を出せるところがないことも…。

せっかく会いにきてくれた子どもたちに、少しでもエネルギーをためて帰ってもらうために、退院後のフォローアップも考えて、入院中からつながりをつくっていきたいと思います。

おとうとが かわいかった

ある小学校高学年の男の子が入院していました。年の離れた弟がいる子でした。教室では、弟の愚痴をたくさん話してくれます。

一泊二日の外泊で家に帰ることができました。病院に戻ってきた彼が伝えてくれました。

「久しぶりに会ったら、弟がかわいかったんだ」

「お兄ちゃん、お兄ちゃんってずっとずっとくっついてきて…。普段は、うるさいなあと思っていたのに…」

とてもうれしそうな、どこか恥ずかしそうな彼の表情でした。

入院している子どもたちは、家族のことをたくさん考えています。

「どうしている
かなあ」と思って
いる子、「迷惑をかけてごめんなさい」
と思っている子もいます。

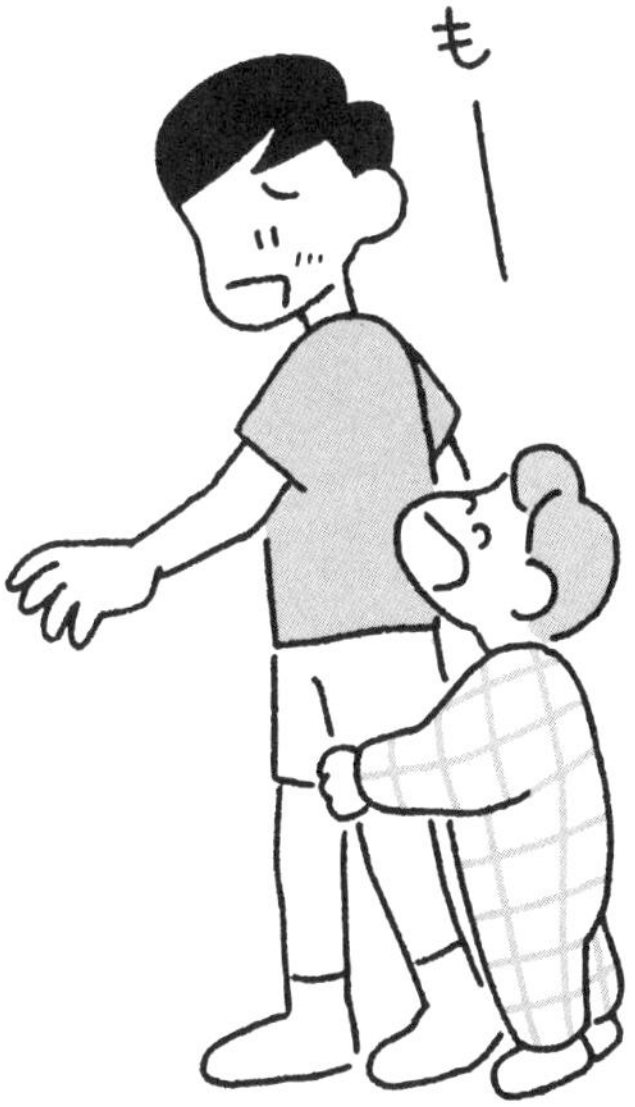

ある小学校高学年の女の子がいました。彼女には少し年下の弟がいます。

入院が長期になり、弟のことを心配し

ている姿が見られました。

彼女は、母親が自分に付きっきりにならざるを得ないことはわかっていますが、それが弟に寂しい思いをさせていると考えていました。

家族を招いて院内学級で学習発表会をするという計画を立てました。そこに彼女の弟に来てもらおうと考えたのです。病棟にも許可をもらい、実施することができました。発表会だけでなく、みんなでボードゲームもしました。

終わったあと、彼女が、

「弟が元気そうでホッとした」

と伝えてくれました。

小児科の病棟では、感染の予防などがあり、たとえきょうだいであったとしても病棟のなかにはなかなか入れてもらえません。

私が勤める病院の小児科病棟のドアの前には、大きなソファが置いてあります。母親や父親が病棟のなかにいるときに、きょうだいはそのソファに座って待っているのです。

夜の7時や8時に、そのソファに座って、コンビニのお弁当を食べたり、宿題をしたりしているきょうだいがいます。看護師や保育士が一緒に、おりがみやぬり絵をしてくれています。医師が通りすがりに、頭をなでてくれます。

私も、「あら、これは小学校2年生の漢字ドリルですね。きれいな字ですね〜」などと声をかけます。

「行かないで。ここにいて」というメッセージを伝えてくれる子がいます。

「あのね。あのね」と、ずっとおしゃべりをする子がいます。

でも、きっとこのきょうだいたちは、学校で、周りにはこのことを伝えていないだろうと思います。

「この宿題は、病院でやっているの」

「最近、コンビニのお弁当ばかりなんだ」

そんなことは言わないでしょう。おうちで、ひとりぼっちで待っているきょうだいもいるかもしれません。

私たち教員も、そのような子どもたちの状況をキャッチできるアンテナをもたなければならないと思っています。

最近、きょうだいを支える活動も増えてきたように思います。いろいろなつながりを活かして、家族を丸ごと支えていけるといいなと考えています。

かえっちゃうんだよ

最近は、おうちの人が24時間子どもたちに会える病院が増えてきました。それでも、子どもたちはいつでもおうちの人に会えるわけではありません。仕事があったり、きょうだいがいたり、介護があったり…。おうちの人にもそれぞれ都合があります。

私が、院内学級で勤めるようになって変わったことの一つは、保護者との時間の過ごし方です。それまでは、「お子さんの話をしたいので、時間をつくって来てください」というスタンスでした。「お子さんのことを一緒に考えてほしいのです」と言いながら、学校に来てもらっていました。もしかしたら、保護者のなかには「呼び出された…」と感じていた方がいたかもしれません。

でも、入院している子どもの保護者に対して、そうはできませんでした。いつ病棟に行けば、保護者に会えるだろう。タイミングの合わないこともたくさんありました。病棟とのかかわりが良好になっていくと、

「あの子のお母さんは、今度は火曜日にいらっしゃいますよ」

「いつも、お夕飯のころには来ていらっしゃいますよ」

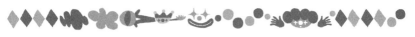

ということを、看護師が教えてくれます。その時間に合わせて、会いに行くようにしています。そして、できるだけ短い時間で用事を済ませるようにしています。なぜなら、子どもたちがおうちの人と過ごす大切な時間を奪うわけにはいかないからです。子どもたちは、おうちの人に

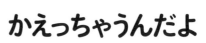

会えることを本当に楽しみにしています。それだけに子どもたちにとっては、面会の時間が終わり、おうちの人が帰らなければならないときは、とても寂しくつらい時間です。

みんなかえっちゃうんだよ
いいことだけど
さびしい
よる
いっつも　ないちゃうんだよ
おとうさん
ひとりでかえっちゃうから

院内学級に来てくれた、ある幼稚園年長の男の子がそう教えてくれました。

ある小学校高学年の男の子が入院していました。そのお母さんとお話をしているときです。
「先生、あの子せっかく私がお見舞いに来ているのに、ずっと漫画を読んでいて…。もうがっかりです」

そうですよね。時間をやりくりして、お子さんに会いに来ているのに、つれない態度にがっかりしてしまうと、そのお母さんはこっそり教えてくれました。

「反抗期かしら。男の子は難しくって…」

確かに、その男の子は、お母さんが来ても、ほとんど話をしません。話しかけられても、漫画から目を離さず「ん」と返事をするだけのようです。

ただ、その男の子はやはり安心している横顔をしているのです。

「一緒に、漫画を読んでいてもいいし、横で編み物をするのでもいいと思いますよ。カーテンを閉めて、ぎゅーってしてあげてもいいですよ」

とお母さんに伝えました。

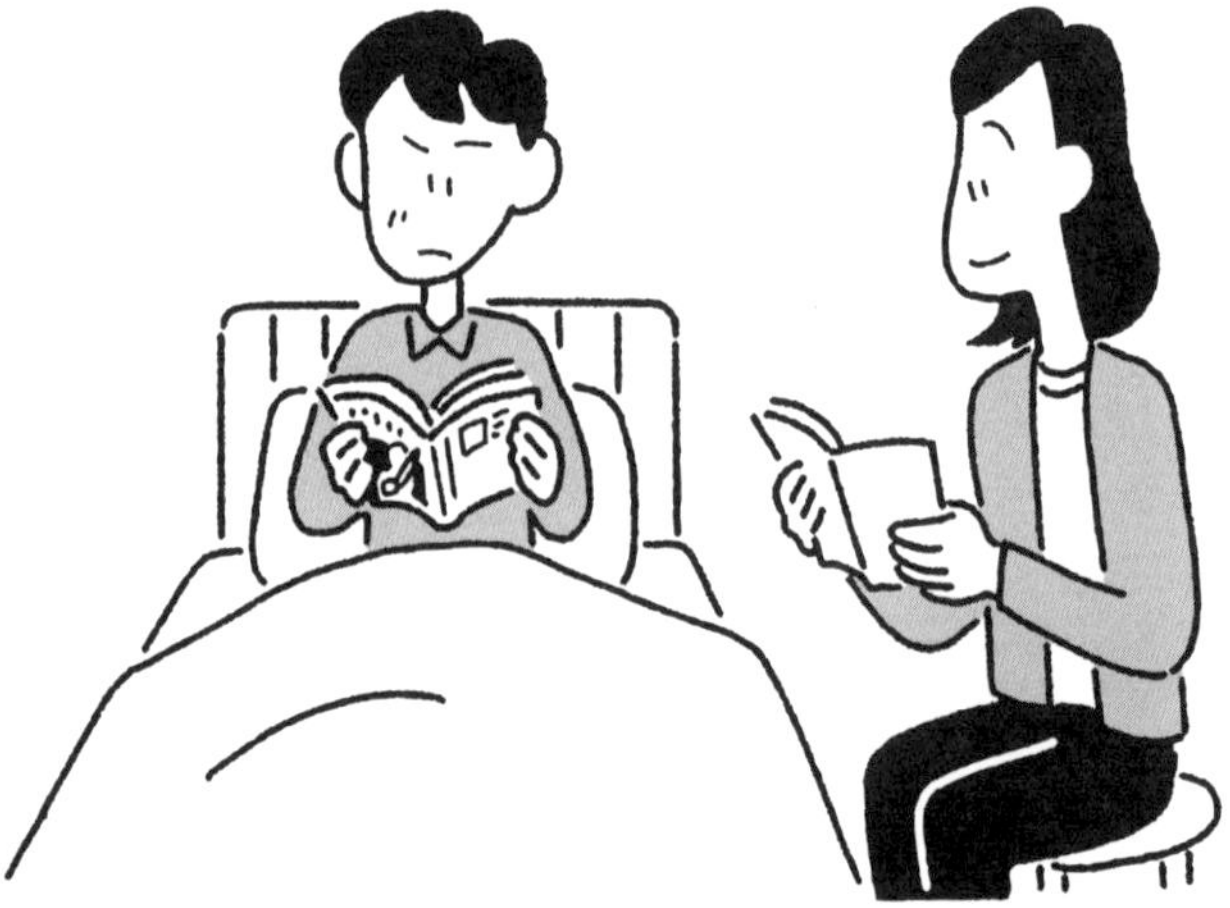

子どもたちのなかには、素直に気持ちを伝えられない子もいます。とくに、病気になったこと、入院をしたことで、家族に迷惑をかけていると感じている子どものなかには、「お見舞いなんて

いいから、早く帰んなよ」と言う子もいます。それでも、お見舞いがない日は、寂しそうです。

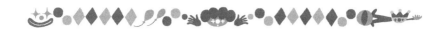

コロナ禍で、ある病院は保護者の面会時間が15分間です。幼い子どもたちは初めのころ、泣いたり怒ったり物を投げたりしていましたが、最近はベッドの上でぼーっと天井を見上げている姿が見られます。感染を防ぐことが最優先ですが、この状況では子どもの治療のエネルギーはたまりません。のちに、子どもの成長や発達に大きな影響を及ぼすことが心配されます。そんな子どもと家族を支える視点をもちたいと思うのです。

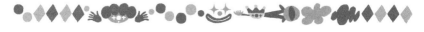

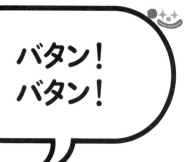

バタン！バタン！

小児科病棟のプレイルームで、3歳くらいの女の子が、面会に来たお父さんとあそんでいました。プレイルームには、おもちゃが入っている棚があります。おもちゃの貸し出しについて説明を受けた父子は、おもちゃを棚から一つずつ取り出してカーペットの上に持っていき、あそび始めました。一つのおもちゃであそびに満足すると、次のおもちゃを棚から出します。

1つ目は、ボールを上の穴から入れると、中でクルクル回り、下の穴から出てくるおもちゃです。動きがある大きなおもちゃに興味をもったようでした。でも、数回で次のおもちゃへ関心が移りました。

2つ目に興味をもったのは、スイッチを押すと、キャラクターが飛び出て、音が鳴るおもちゃです。ひととおり全部の音を出すことができたら、次のおもちゃを取りにいきました。

3つ目に選んだのは、プレパレーションにも使われるおもちゃでした。注射器や聴診器、診察券やお薬などのおもちゃが救急車の形をしたバッグに入っています。このおもちゃでは長い時間あそんでいました。ほかのおもちゃは、自分でやってみて、パターンが理解できたらおしまいだったのですが、そのおもちゃでは、お父さんと一緒にあそび始めました。バッグのなかの道具を、「これなあに？」「これは？」と一つひとつ尋ね、答えてもらったあと、お父さんを患者に見立てて、あそび始めました。看護師や医師の言い方をまねながら、医療者になりきって、何度も行っていました。

子どもたちは、「あそび」のなかで、たくさんのことを身につけていくといわれています。心の傷つきを疑似体験することにより回復させていくこともあります（被災地の子どもたちが行う津波ごっこなど）。きっと、その子も無意識にそんなあそびに取り組んでいたのかもしれません。

そしてあそびには、相手がいることがとても大切なのだと感じました。「あそび」も「学び」も同じですが、一人で集中をして取り組む姿が見られます。私たちはその時間を大切にします。でもそこにかかわりをもつ誰かがいることで、「あそび」や「学び」が豊かになるのです。一緒に過ごしてくれる人や見守ってくれる人がいるということがとても大切なのです。

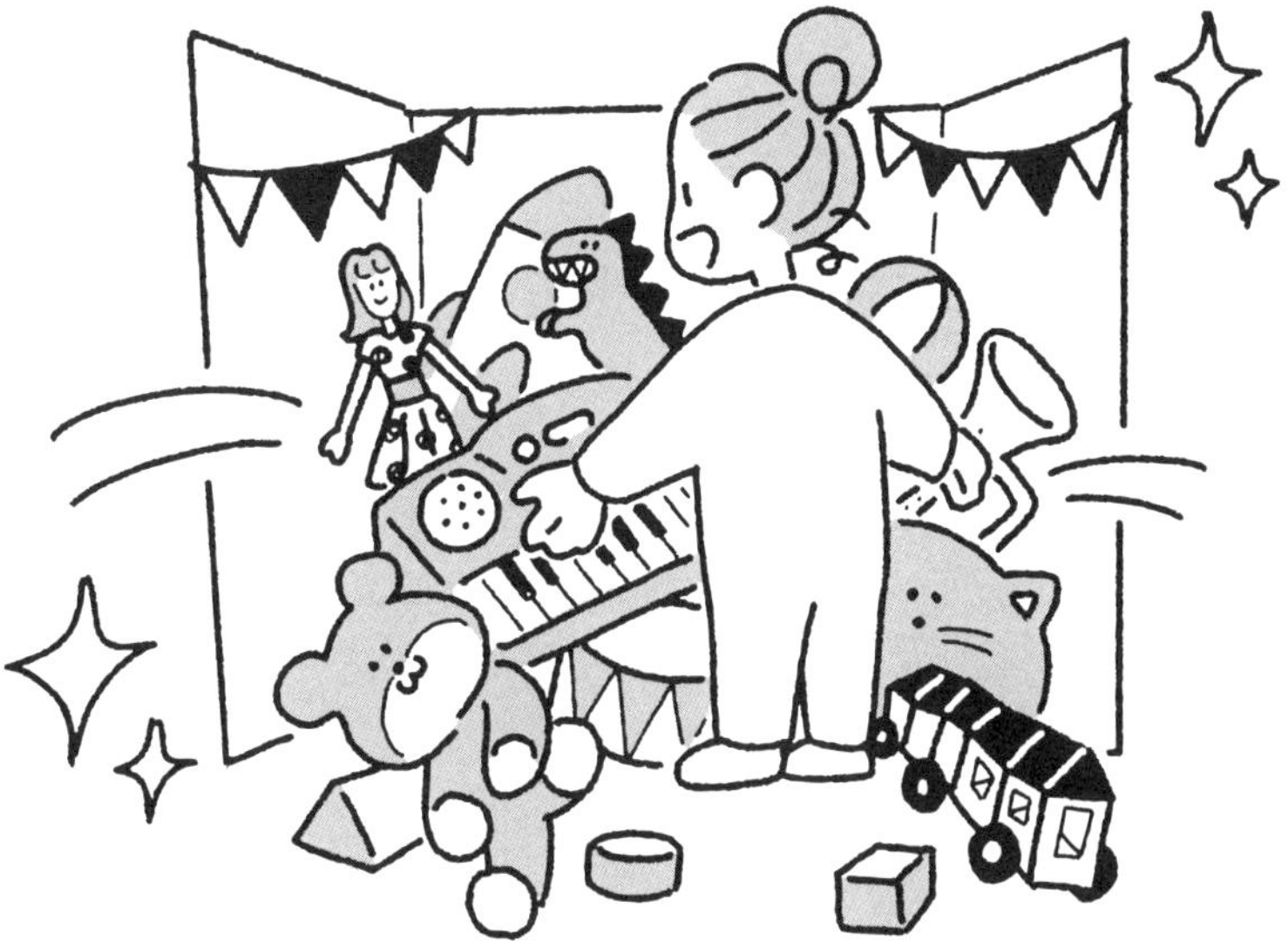

病棟では、ベッドの上で、子どもが一人で過ごしている姿が見られます。おとなしく一人あそびをしていたり、一人で勉強をしていたりすると、周囲はあまりかかわることはありません。看護師さんは、泣いたり怒ったり、アピールの強い子どものほうに行かざるを得ない状況があるからです。だからこそ、「あそび」や「学び」を使って、子どもたちの発達を保障する人や場が、病院のなかにも必要なのだと考えています。

その子は、バタン！　バタン！　と、全部のおもちゃを出して、空っぽになった棚のドアを何度も開け閉めし始めました。お父さんが、ちょっと困った顔をしてその子に近づいたので、私は、「ドアを開け閉めしたら、もっとおもちゃが出てくると思っているのかな？」と、その子に声をかけました。するとその子はニコッと笑い、お父さんは、納得した表情になりました。子どもに声かけをしながら、実は大人にメッセージを伝える。そんなことも考えています。

4章

傷つきのある子どもへのかかわり方は？

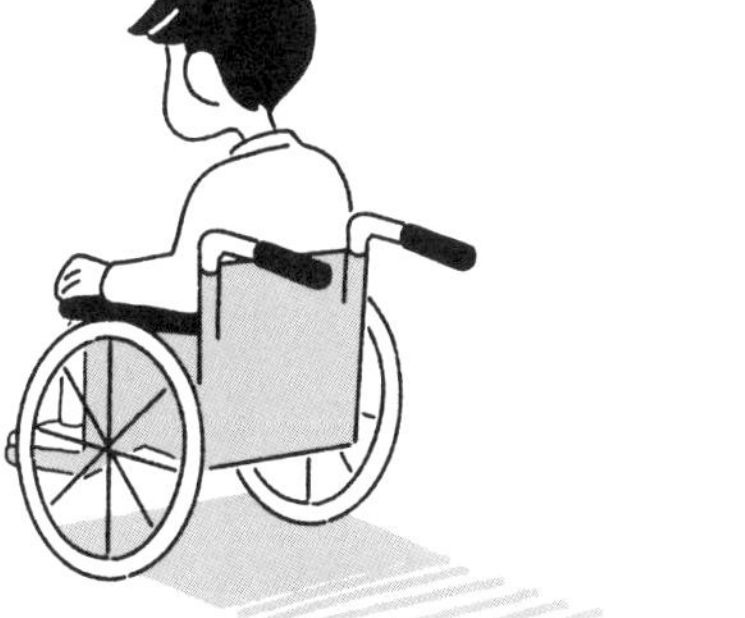

Chapter 4

みなさんのいらっしゃる病院には、「病院のこども憲章」に基づく「こども憲章」や「こどもの権利」というような、子どもの人権を守るための理念や基本方針を明文化したものはありますでしょうか？　一九八八年にオランダで「ヨーロッパ病院のこども憲章」が採択されました。入院・加療中でも子どもの人権を保障する必要があります。その第7条には、子どものあそびや学びの保障について書かれてあります。

最近は、日本でも小児専門病院や自治体が、独自の子どもの権利条約などのなかで、入院・加療中の病気のある子どものあそびや学びの保障を明文化するようになってきました。私がお世話になっている昭和大学病院にも「こどもの権利」が掲げられ、その第7条には「あなたは、入院していても、年齢と症状にあった遊びや勉強ができます」という一文があります。

もちろん、入院している子どもたちの優先順位の1位は治療です。治療のエネルギーを削いでしまうようなあそびや勉強は認められません。しかし、子どもはどんなときでも、成長・発達をしています。その子どもの成長・発達を止めないこと、子どもが子どもでいられる時間を保障することを、子どものあそびや学びを大切にするかかわりを通して行うことで、子どもが患者として入院や治療をするエネルギーをためることにつながっていることが、実践知として積み重ねられています。

そんな当たり前の大切なことを子どもたちが教えてくれました。そんな子どもたちの声をお届けします。

しっぱいはないんだから

ある小学校6年生の男の子がいました。

彼は、入退院を繰り返してきたため、学力が定着していないところがいくつかありました。とくに、算数にエネルギーを必要とする子どもでした。

その子が、算数のプリントに取り組んでいました。彼にとっては、難易度の高い問題が並んでいました。そのプリントは、宿題問題集をコピーしたものでした。原籍校の先生が送ってくれたものです。

できないんです。でも、彼は必死に取り組みます。ほかのプリントに水を向けたのですが、「学校からのプリントをやりたい」と言いました。なぜなら、彼にとってそのプリントは、学校とつながっている証だからです。そのプリントに取り組むことが、彼にとってはとても大切なことだったのです。

でも彼は、そのプリントをぐしゃぐしゃっとしようとしました。

そのとき、ななめ前に座っていた2年生の女の子が声をかけてくれたのです。

「おにいちゃん、だいじょうぶだよ。さいかちにしっぱいはないんだから！」

彼は、ハッとして我に返り、また問題に取りかかりました。

もちろん、さいかち学級にだって失敗はたくさんあります。

ただ、ここに来てくれる子どもたちが一番の失敗だと思っていることは、「病気をしたこと」「けがをしたこと」「入院をしたこと」なのです。そして、「おうちの人に迷惑をかけていること」

なのです。

そのようなことは、もちろん失敗ではありません。そのままにしておいたら、失敗として記憶されるかもしれませんが、失敗は、いつの日かよい経験だったと思うことができるように、私たちはかかわっています。


子どもたちは、大人や教員の失敗が大好きです。教員との関係がよくなく、ネガティブな反応として教員の失敗を見たい子どももいるでしょう。しかし、多くの子どもたちはそうではありません。失敗だけでなく、失敗への対応や修復も含めて、子どもたちは見たいのではないでしょうか。

なぜなら、現代の子どもたちは、失敗しないよう、うまくいくよう大人から教わりますが、失敗したときにどのようにそこに向き合うか、どのように修復をしていけばよいかを教わることは少ないからです。

今の世のなかは、教員も大人も周りから失敗をしないように求められる社会です。子どもたちの失敗は、教員や大人の失敗とみられることもあります。教育の場においても、失敗はいけないことと子どもたちは思っているようです。

なので私は、私自身の失敗をたくさん見せます。その失敗にどのように対応するのかも見せるように考えています。失敗をチャンスに変えていく姿を、子どもたちに知ってもらいたいと思うのです。

きてくれるっていったから

病棟に顔を出したとき、とてもつらそうにしている男の子がいました。
「看護師さんを呼ぼうか?」と尋ねたところ、
「呼んだから大丈夫」と言いました。
一緒に待っていたのですが、なかなか来てくれないので、
もう一度、「呼んでこようか?」と言いましたが、
「いいの。さっき来てくれるって言ったから…」と応えました。

子どもたちの枕元には、ナースコールがあります。

ナースコールを押せば、看護師たちは、返事をしてくれます。駆けつけてくれます。

もちろん、寂しくて、ピンポンダッシュかと思うくらいに、何度もナースコールを押す子どももも確かにいます。

でも、多くの子どもたちは、そんなに簡単に、ナースコールを押しません。あの子たちにとって、ナースコールは最後の手段なのです。どんなに頭が痛くても、おなかが痛くても、トイレに行きたくても、子どもたちはできるだけがまんをします。

もう限界というときに、子どもたちはナースコールを押します。

それでも、自分が押そうとしたときに、別の病室から小さい子の泣き声が聞こえたら、看

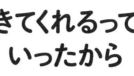

護師が忙しそうに自分の病室の前を通り過ぎていったら、子どもたちは押すことを躊躇します。

子どもたちは、忙しそうに見える人たちに「助けて」「手伝って」と言うことはなかなかできません。

入院中の子どもたちに質問をしたことがあります。

「どんな人になら助けてって言える？」

・近くにいてくれる人
・怖くない人
・雰囲気が優しい人
・フォローのある人
・ゆったりしている人

「じゃあ、助けてって言えない人は？」とも聞いてみました。

・忙しそうな人

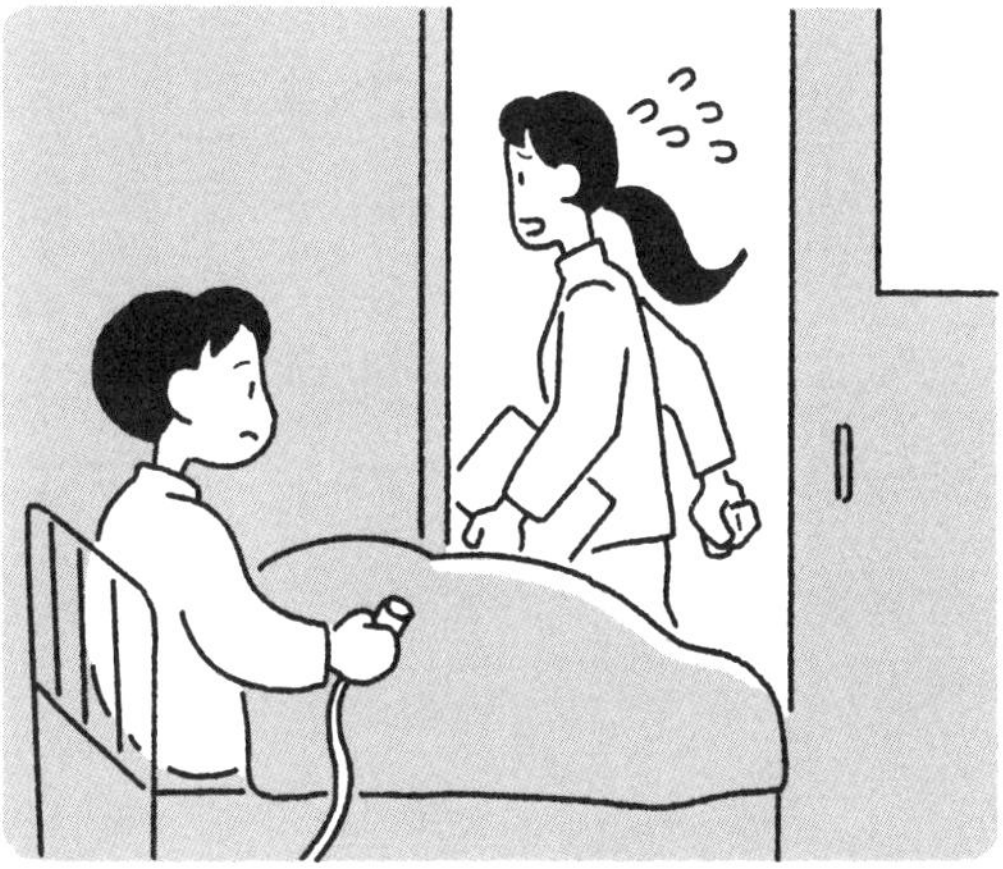

・威圧感のある人
・途中で話を終わらせる人
・その人の考えがわかっちゃう人
・「好きにしなさい」と言う人

教員である私も、今までにやってしまっていたことがありました。

一人の子に対応しているときに、別の子に呼ばれると、

「次行くからね！」と言いつつ、ほかの子のところに行ってしまったり…。

「あとで聞くね！」と言いながら、忙しさでもっと後回しにしてしまったり…。

大人にとっては、その場をしのぐ方便かもしれません。決して、忘れるつもりも、後回しにするつもりもあったわけではありません。


「たまたま…あのときは仕方がなかった…」と言い訳をしたくなるときもあります。それでも、そのときかけた大人の一言は、子どもたちにとっては大事な大事な約束です。

子どもたちは、その一言をしっかり覚えて待ってくれています。

もしも、何度も裏切られた気持ちをもったとしたら、大人を信じてくれなくなっても当然だと思うのです。

子どもたちに対しても一人の人間としてかかわることの大切さを、子どもたちから突きつけられることがあります。もちろん、忘れてしまうことや後回しにしてしまうこともあります。そんなときこそ、人として真摯に向き合うモデルを見せるチャンスなのだと思っています。

いや〜しっぱいしちゃった

約30年前。私が教員になったころ、1年間に約1万8千人の20歳未満の子どもたちが、いのちを落としていました。

最近は、約5千人。3分の1から4分の1…これはとてもすごいことだと思います。

医療もがんばったのだと思います。社会もがんばったのでしょう。そして、家族も。何よりも、本人が…。

そんななかで、私たちは忘れてはいけないことがあると思います。

それは、5千人の子どもは亡くなっているということです。亡くなる子どもが少なくなればなるほど、その子や家族に寄り添う経験のある人も少なくなっているということ。

そして、あまりよい言い方ではありませんが、生きていられる子どもが増えたということ。それはとてもすてきなことです。でも、みんながいわゆる健康な状態で、というわけではありません。

病気を抱えながら、障害を抱えながら生きていく子どもたちも増えているということです。私たちは、そんな子どもたちとも一緒に生きていく世のなかを築いていく必要があります。共生社会を担う子どもたちを育てていく必要があります。

生きていくとは、たくさんの発達の課題に向き合っていかなければならないということです。

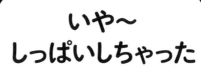

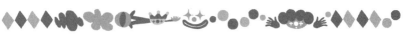

その子は、心臓に病気がありました。そのため、入院をしてくると心電図の波形が、ナースステーションにあるモニターに映し出されます。

中学生の男の子です。

性的な欲求も身体の奥から湧きあがってきます。当然の発達です。当然の欲求です。だから、セルフプレジャーという言い方もしますが、マスターベーションやオナニー、いわゆる自慰行為をしたくなります。カーテンを閉めて、ベッドのふとんのなかでその行為を始めます。

すると、ナースステーションのモニターはいつもと異なる反応を示します。

当然ですが、看護師は急いで様子を見にいきます。

「どうしたの？」と。

後日、彼は私に言いました。

「失敗した。見られちゃった」

ある子どもの母親からも伝えられたことがありました。

その子は家では心臓のアラームをつけていました。

夜、そのアラームが鳴り、慌てて部屋に行きました。母親にしたら当たり前の対応です。

そしてふとんをめくったところ、その最中だったというのです。

「先生。いつか来るとは思っていたけど、その日が来ちゃった」と教えてくれました。

子どもたちは、たくさんの発達課題に向き合って生きています。それは、たとえいのちにかかわるような病気を抱えている子どもにとっても大切な発達課題です。

どうやって、その発達課題と向き合い、越えていってもらうか。

教育ができることは何か。

教員として何ができるか。

医療のスタッフと協力をしながら、これからも子どもたちの発達を保障していきたいと思っています。

せんせいってわかったよ

院内学級がお休みの日曜日や祝日の朝や放課後、病棟に顔を出すことがあります。

ある日、出張の帰りに病棟に行きました。

「そえじ、来た！」

と言って、ある女の子が病室から顔を出してくれました。

「どうしてわかったの？ 今日は来るって言っていなかったのに…」

「だって、ドアをあんなに優しく閉めるのは、そえじだけだもん」

と言われました。

私は、15年ほど前、小児精神科の病棟で心理実習をさせてもらったことがあります。その病棟では、子どもたちのいる場所から、ナースステーションに入るとき、ドアを閉めたあと、毎回鍵をかける決まりになっていました。ドアの前で子どもが寂しそうに私の顔を見ているときに、「ごめんね」と伝えながら、鍵をかけます。そのときの子どもたちの目と鍵の音は今でも忘れられません。

その記憶があるからか…病棟のドアの開け閉めはできるだけ音がしないようにしています。

私がドアの開け閉めにとても気を使っていることを、その子は感じとっていたのですね。

また別の子が教えてくれたことがあります。

「私、足音で誰かわかるようになった」

その子は長い期間、入院をしています。病棟の廊下を歩く足音で、名前までピタリと当てることができるのです。

ベッドの上で過ごしていると、そのような感覚が研ぎ澄まされていくのかもしれないと考えました。

人は、ひどい痛みや深いつらさがあると感覚を鈍麻させていくといわれています。そうしないと生きていくのがつらいからです。その場をしのぐためにつらさを感じないようにしている場合もあります。それも無意識に。

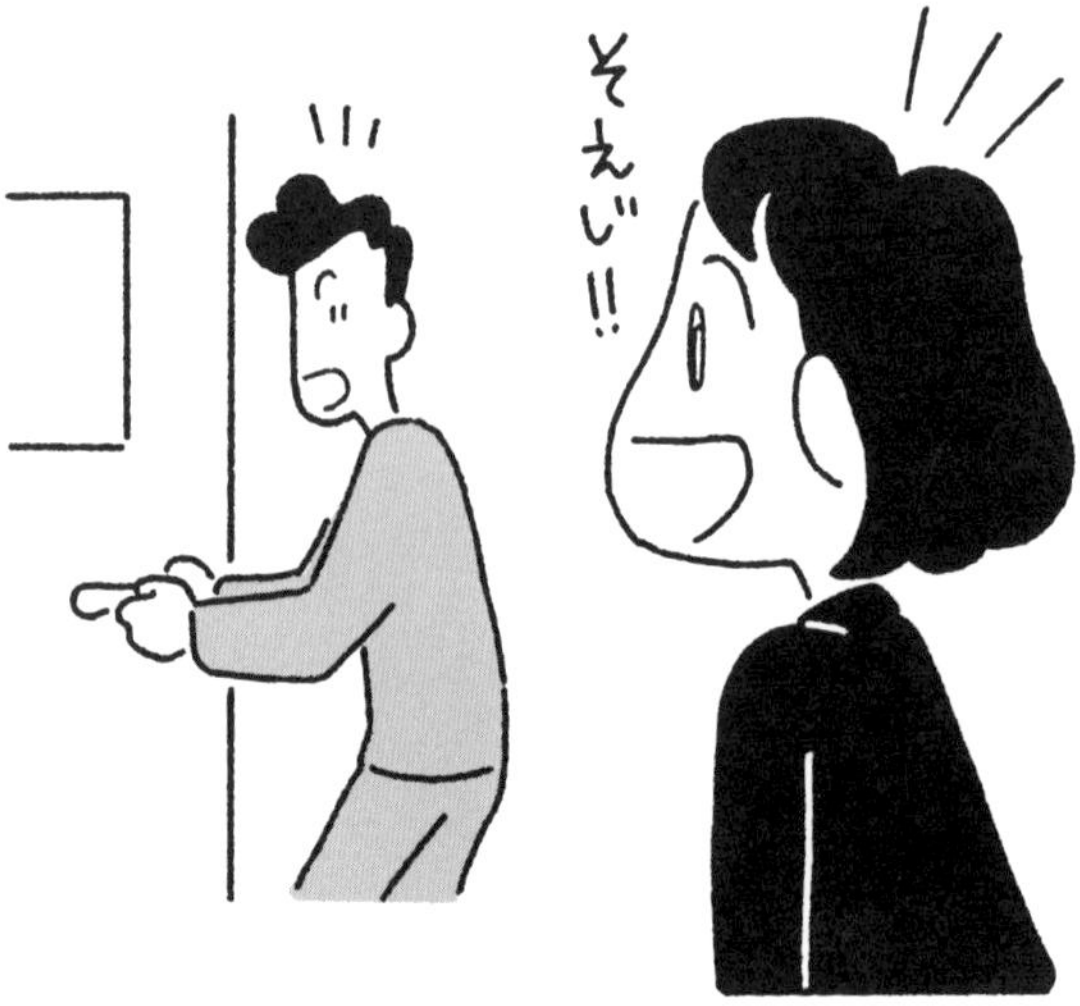

入院中の子どもたちのなかにも、そのようにして過ごしているなと感じる子どもがいます。

ただ一方で、自分が弱っているときには、自分を守るための感覚は敏感になっていくのかもしれないと感じています。

自分のなかにエネルギーがたっぷりあるときは、自分にとっていやなことが近づいてきても、跳ね返したり逃げたりすることができるでしょう。しかし、ベッドの上にいて逃げ場がなかったり、次に何が起こるかわからなかったりしたら、どうにかして自分を守らなくてはならないでしょう。そんなときは、自分の使える感覚をフル稼働させて、対応しているのではないでしょうか。

パーソナルスペースとは、コミュニケーションをとる相手が自分に近づくことを許せる、自分の周囲の空間のことです。心理的な縄張りといわれることもあります。人は相手に応じてこの空間を利用し、距離感を使い分けています。

そしてこの空間は、相手との関係だけでなく、自分の身体や心の状態にも大きく影響を受けているように思います。

入院中の子どもたちは、このパーソナルスペースを広くとり、その空間に入ってくる人を目に見えなくても鋭く感じとっているのでしょう。そのため、ドアの開け方や足音でも相手がわかってしまうのではないでしょうか。

それほど敏感になっている子どもたちの空間にじょうずに入れてもらえるようなかかわり方を、私たちはもっともっと磨いていかなければならないと思います。

たいいんしたくないよぉ〜

「さびしいよぉ〜。退院したくないよぉ〜。ここがいいよぉ〜」

と言う子どもたちがいます。

「何を甘えているのですか」

「がんばらなきゃ。遅れを取り戻さなきゃ」

周りの大人からそう言われている姿を見ます。

確かにそうかもしれません。でもまずは、「そうなんだね」と受けとってほしいと思うのです。

退院は子どもたちにとって、待ちに待った日です。うれしくて、うれしくてたまらないことが伝わってきます。

でも同時に、退院はとっても不安でもあるのです。

「みんな覚えているかなあ…」

そんなことをつぶやく子もいます。久しぶりに学校に行く不安を感じます。

本当に退院をしたくないわけではなく、その不安が、「退院したくないよぉ〜」という言葉になるのかもしれません。

その気持ちを言えたり、受け止めてもらえたりした子どもたちは、ほとんど病院に戻ってくることはありません。外来に検査に来ても教室に寄ることもしません。自分のなかでしっかり区切りをつけられたのだろうと思います。

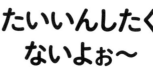

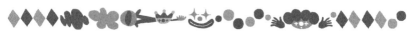

「退院が決まりました！」

と、教室のドアを開けた瞬間に大声でうれしそうに伝えてくれる子がいます。足が地についていない感じがするくらいです。ただこういう子は、だいたい1回目の入院の子です。

「もう少しここにいたかったなあ〜」

と寂しそうに伝えてくれる子は、やり残したことがあるのかもしれないなと思います。本当のことをいうと、こちらも、もう少しかかわりたかったな〜と思う子どもたちもいます。でも、こういう子は、戻った先の学校の先生から、それなりにうまくやっているという話を聞きます。

「がんばります。もうここには二度と戻ってきません」

覚悟をした顔で伝えてくれる子がいます。そう言って帰っていった子どもたちが、へろへろになって、私たちの前に戻ってくることが多いように思います。

「先生。退院決まったよ」

ほかの子に気を使いながら、こっそり伝えてくれる子がいます。こういう子は、何度も入退院を繰り返している子に多いのです。せっかく仲良くなった友達が先に退院してしまったり、一度決まった自分の退院が延びてしまったり…。そんな心のなかのぐちゃぐちゃを何度も味わっている子どもたちは、みんなの前で、大きな声では言いません。でも、顔はとってもうれしそうなので、わかってしまうのですが…。そんなとき、私はみんなに聞こえる声で、「退院決まったんだって！　先生も、うれしいけど寂しい。寂しいけどうれしいよ」と正直に伝えます。

「またね」と、退院をする子に伝えます。

「え？」という顔をする子もいますが、また病院に戻っておいでという意味ではありません。本当につらいときに、「助けて」と言える人がいたり、場所があるだけで、人は勇気が出たり、もうひとがんばりすることができるのではないでしょうか。

〝退院をしてもずっとずっと応援している。あなたはひとりじゃないからね〟という気持ちを伝えたいと思うのです。

あれ、やりたい

その女の子は、とっても表情が豊かです。いろいろなことに興味をもち、うれしそうに取り組みます。ただ、発達に課題があり、発語が明確ではありませんでした。

その子が院内学級に来てくれました。初めの1時間は、教室のなかをくるくる動き回りながら、手当たりしだいに、扉や引き出しを開けたり、つまみをひねってみたり…。

「お！ 始まったな」と、私たちは、思います。子どもたちの探索行動です。この場所が、自分にとって安全で安心できる場所なのか、子どもたちはそれを確かめます。その子なりのやり方で。

どこに何があるのか？ ここにいる先生や子どもたちは、自分を傷つけてこないのか？ そんなお試しをたくさんしてくるのです。

安全に気を使いながら、子どもたちの行動を見守っていると、やがてその行動は落ち着いていきます。

結果的に自分や周りを傷つけてしまうような行動があったときは、「それはやめましょう」としっかりと諭します。

自分が行動したことにより、周りが驚いたり、慌てたりすることを喜んで、何回もそれを繰り返そうとすることもあるので、落ち着いた対応が必要となります。

「それはいけません」という制止の伝え方は、普段、保護者がしているやり方を聞いて、スタッフで共有しておくと、子どもが混乱しなくてすむようです。

また、パニックになった子どもを落ち着かせるときには、その子が小さいときに、どこをどんなふうに触るとよく眠ったかなど、例えば、「背中をトントンするとよく眠ったんです」「おなかをなでてあげると落ち着いたんです」というような情報を保護者から教えてもらい、それを共有したりもしています。

その女の子は落ち着くと、自分から席に着き、「あれをやりたい」と指を差して教えてくれました。

子どもの行動には必ずその子なりの理由があると思ってかかわります。そして、その理由を探っていきます。時には、受け入れにくい理由もありますが、その子がもっているメッセージは一体何かを考え、感じながら、受けとります。

子どもは大人のようにはなかなか言語化をしてくれません。子どもの表現は、その子の思いや願いのほんの一部にすぎないことが多々あります。

思いや願いのなかから表現をしてくれるときは、まだわかりやすいです。でも、少しずらしてきたり、時には、とっても遠い、逆の表現をしたりする子もいます。そして、何も表現をしないという方法を使って、「わかりますか？」というメッセージを伝えてくる子もいます。

そんな子がいると私たちはつい、「言葉で言わなければわからないでしょう!」と言いたくなります。子どもの気持ちがわからない大人であることを突きつけられた私たちは、逆にその子に当たってしまうこともあります。

表現がないからといって、その子が何も考えていないはずはありません。「豊かな内的世界がきっとあるはず。私が理解できていないだけで、その子なりの方法で一生懸命に伝えているかもしれない」と、自分とは違う表現方法をもっている子どもとかかわるときには、とくにそう思います。

その子の思いや願いを伝えてもらえる。その子の伝えたいことを受けとれる。そんなアンテナを磨いていきたいと思うのです。

わたし、なんでもできる

全国の小中学校や高等学校で、児童・生徒にお話をする機会をいただくことが増えてきました。

ある日、都内の小学校へ、院内学級で出会った子どもたちが教えてくれたことを伝えにいきました。

治療を受けている子どもたちやその家族、そこで尽力している医療スタッフたちのがんばりを伝えています。全校児童の後ろでは、保護者や教員が聞いてくれています。

学校という場所はやはり、病気をもつ子どもたちのことは、少し遠く考えているようです。このことは、病気の子どもたちに伝えられる、「元気になったらおいで。先生もみんなも待っているよ」「勉強なんか治ってからで大丈夫。一日も早く元気になってね」という言葉や、病院にお見舞いに来てくださる教員の数にはっきりと表れているのではないかと思います。

〝学校と話し合いをしたい〟と考えてくれる医療関係者は年々増えてきているように感じます。ただ、教育関係者がそこにしっかり応じきれているかというと、教育関係者の立場である私は、まだまだ課題は大きいと言わざるを得ない状況であると思います。

もちろん、医療関係者にも今まで以上に、病気をもつ子どもが教育を受ける大切さを伝えていきたい、理解してくれる人を増やしていきたいと考えています。

一方で、教育関係者にも、医療とつながることの必要性を伝えたいと考えています。また、病気をもつ子どもたちと一緒に生きていく子どもたちを育てていくことの大切さを感じています。そのため、学校で子どもたちや保護者、教員に話をする機会をいただけるのは本当にありがたいと感じています。


「どんな感情も大切に」

「あなたはひとりじゃないよ」

院内学級の子どもたちのことをお話しするなかで、この2つが伝わるとよいなと考えています。


前述の小学校では、1～6年生までの子どもたちが暑い体育館のなかで、私の話を最後までよく聞いてくれました。

話が終わり、子どもたちが体育館から退場しているときに、1人の1年生の女の子がクラスの列からさっと離れ、私のところに来てくれました。そして私に、

「先生の話を聞いて、わたし、なんでもできるって思いました」と、伝えてくれました。

小学1年生の女の子に何がヒットしたのでしょう？ 心のなかで何が動いたのでしょう？

子どもたちは、私の考えの範疇などあっさり超えていってくれます。私にエネルギーをくれるのです。本当に素敵だなと思います。そんな子どもたちと出会う機会をいただけることに、本当に感謝しています。

子どもたちへの話のあと、保護者の方には20分ほど残ってもらって話をします。子どもたちのさまざまな感情をどうやって受けとればよいでしょう、という話です。

そのなかで、「『こんなにがんばっている子どもたちがいるのだから、あなたもがんばりなさい』ということだけは言わないでくださいね」と、保護者や教員に必ずお願いをします。だって、がんばっていない子どもはいないし、がんばりは比べるものではないからです。

これからも、医療と教育の橋渡しができるよう努めていきたいと思います。

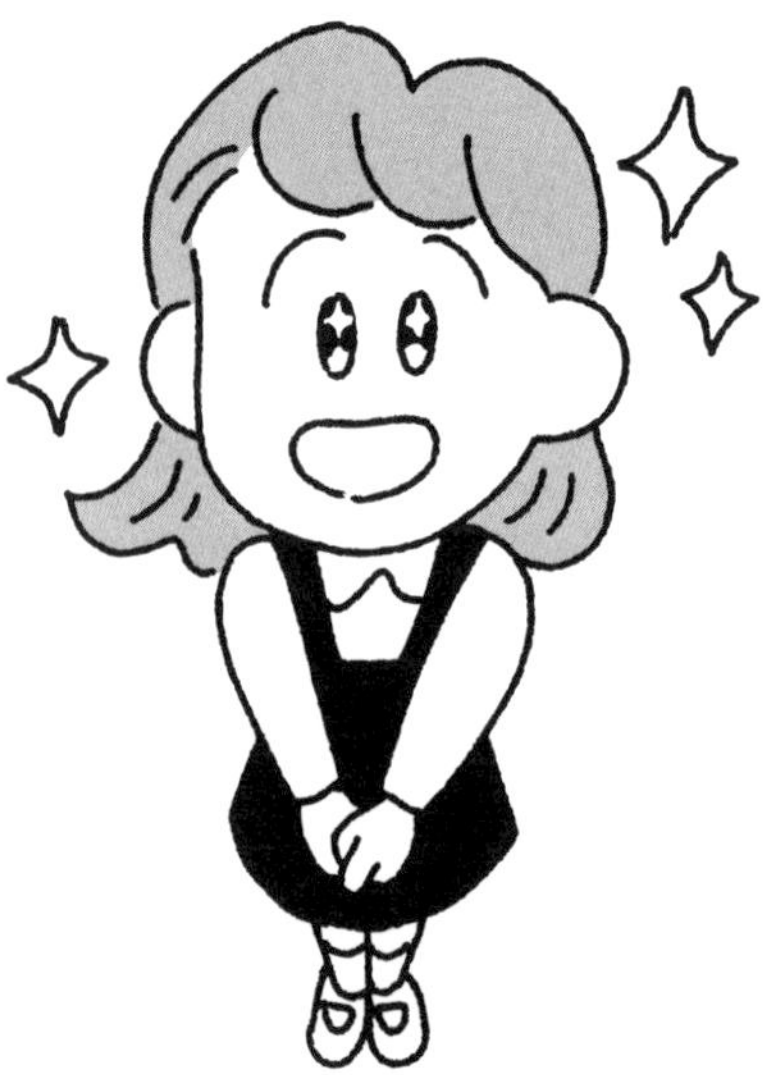

かんたんに いわないで！

子どもたちは大人から言われます。

「ちゃんと話しなさい」と。

とくに普段から、

〝相手の声に耳を傾けなければ…〟

〝患者さんや子どもの声をしっかり聞かなければ…〟

と、思っている職業の人たちは、そうしなければと思うほど、

「言葉で言いなさい」

「説明をしなさい」

「理由を言いなさい」

と、子どもたちに言ってしまいます。


もちろん、学校は自分の思いや願いを言語化できるように学ぶ場所です。でも、幼かったり、傷つきが深かったり、発達の課題が大きかったりする子どもたちにとっては、自分が感じていることを言葉にするのはとても難しいことです。

自分の身体のなかに湧きあがってきた、訳のわからない感情や感覚をどうにかして伝えたいと思い、さまざまな方法を使って私たちに示してくれます。そのなかには、不適切な伝え方が見られるときもあります。

皆さんは、子どもたちのメッセージをどんなふうに受けとっていますか?

私は、子どもたちにかかわるために、カウンセリングの手法やマインドについて学びました。

「共感が大切」「傾聴をしましょう」と教わりました。

一生懸命、その子の話を聞いていたつもりでした。

同じような入院経験があった私が、

「そうだよね。わかるなあ」というメッセージをその子に伝えたとき、

「簡単にわかるとか言わないでよ」と言われました。

もちろん、簡単なことだとは思っていません。でも、その子にはそう聞こえたのだと思います。そのときの私は、相手の言葉を聞いているようで、自分の入院のときの感覚を思い出していたのでしょう。だから、相手の話をそのまま受けとれていなかったのかもしれません。そして、それが伝わってしまっていたのだと思います。それでは、相手は聞いてもらえた気はしないでしょう。

幸いなことに、その子は、「あなたは私の話をしっかり聞いていないでしょう」と意思表示をしてくれました。しかし、多くの子どもたちはそうではないように思います。

聞いてくれてない…と思いながら、その場で話を終わらせているのかもしれません。

そんなことが何度も繰り返されたら、「どうせ、言っても仕方がない」と伝えることをやめてしまうかもしれません。

そのような状況で、「何でも話して」「言わなきゃわからないでしょう」と言われて話せるでしょ

うか？　話せるようになるには、かなりの時間がかかるかもしれません。

相手の話を聞くときに、気をつけなければならないことを、子どもたちが教えてくれます。

「言葉がすべてではないよ」ということ。言葉にならないメッセージも受けとれているだろうかと考えます。

「相手の話をそのまま受けとっていますか」ということ。初めから答えありきで、話を聞いていないだろうか。自分が次に話すことを考えながら聞いてはいないだろうかと考えます。

私たち大人は、話を聞くというモデルを子どもに見せられているのかなと、自戒を込めて考えています。

あまり
ききたくない

私は、小学校や中学校でのいのちの授業や道徳の授業に、ゲストティーチャーとして呼ばれることがあります。

現在の仕事に就く前は、小学校の教員をしていましたから、子どもたちに話をさせてもらうことはとてもうれしいことです。

でも、内容が病気の子どもの話ですし、時には死についての話題もあるので、

「私、そういう話は、あまり聞きたくないです」

と伝えてくれる子もいます。

そうすると、担任の先生や大人たちのなかには、

「大事な話だから、ちゃんと聞いて、勉強しなさい」

と、諭してくださる方もいます。ありがたいです。もちろん大事な話ですから、聞いてもらえたらうれしいです。でも反面、心配になります。

だから、授業や講演の始まりに必ずこう伝えるのです。

「今日は、病気やいのちの話が出てきます。つらくなったり、今はその話は聞くことができないな、と思ったりしたら、目を閉じてもいいです。耳を塞いでもいいです。ここにいるのがしんどいと思ったら、担任の先生に言って、廊下に出ていてもいいですよ」

「自分を守ることはとても大切なことです。自分を守れない人が他人を守るのはとても難しいことです」

子どもたちの後ろでは保護者の方が聞いてくださっていることも多いので、

「大人の方も、同じですよ。話を聞いていてつらいときは、じょうずに寝たふりしてくださいね！」

と伝えると、子どもたちが一斉に振り返ってくれます。大人もつらいことがあるんだ！という顔をして。

また、授業や講演前の打ち合わせでは、

「この3カ月以内で、大切な人を亡くした方はいらっしゃいますか？喪失を体験している方はいますか？病気や死の話ですので、聞けない子や聞きたくない子もいるかもしれません。お友達とちょっとしゃべってしまったり、動いてしまったり、耳を塞いだりしている子は大丈夫です。それよりも、話を聞きながら表情がフリーズしているお子さんがいらっしゃいましたら、あとから、『聞きたくなかったかな』『つらい話だったかな』と〝あなたが感じたことはそれもありですよ〟とフォローをお願いできたらと思います。どうぞよろしくお願いいたします」と伝えています。

普段から子どもたちの顔や雰囲気を見ながら、話の内容を変更するのですが、そういう子どもがいるときには、死については深く扱わないようにすることもあります。子どもたちにとって、喪失は死別体験だけではないのです。大事なお友達が転校したり、大切なおもちゃが壊れたり、ペットがいなくなったり、夢を追えなくなったり…。すべてが大きな喪失体験です。

そのときに感じた感情を大切にすること、「どんな感情ももっていていい」と思えたり、誰かに話したりできることが、自分を守るための第一歩であると思います。

ただ、病院のなかで医療スタッフたちと一緒に働いていて、感じることがあります。医療スタッフには、喪失に対するケアがほとんど行われていないと。

人の死に立ち会ったり、マイナスの感情をたくさん受けとったりするお仕事ですから、感情を使い捨てのようにするのではなく、もっともっとご自身を大切にしていただけたらと心から願っています。

いなくなれって おもったから…

子どもたちは、自分が世のなかの中心にいると考えています。スイスの心理学者であるピアジェが、「自己中心性」と名づけました。

子どもは、論理性に乏しく、時にはわがままな行動をすることもあるでしょう。一方で、世のなかで起こる出来事に自分がどこかで関係していると考えてしまう特徴をもっています。

そのため、子どもの考える喪失は、大人が考えている喪失とは同一ではありません。もちろん、死別は大きな喪失です。それ以外にも、

「大事なおもちゃが壊れちゃった」

「大好きなペットがいなくなっちゃった」

「大切なお友達が、転校しちゃった」

「家族が病気になってしまった」

それらをどこかで、自分のせいだと考えてしまうこともあります。

大人から見たら、そんなことはあり得ない、因果関係はないと考えるでしょう。

しかし、子どもたちのなかには、

「ぼくのせいで…」

「私が、そうしたから、そうしなかったから…」

と考えてしまう子もいるのです。

「ぼくが、お兄ちゃんの頭を叩いたから、お兄ちゃんが頭の病気になった…」

「私が、お父さんなんかいなくなればいいと思ったから、お父さんが入院した…」

そんなことを本気で考えてしまう子どもたちがいます。

そのような言葉を子どもたちからもらったら、皆さんだったら何と伝えるでしょう。

「そんなことはあり得ませんよ」

「お医者さんに聞いてみようか」

と、私たち大人の不安から、子どもの考えを正したくなるかもしれません。

そんな大人に対して、きっと子どもたちは、

「はい」

「そうだよね」

「わかった」

と言ってくれるかもしれません。自分の不安を押さえ込んで…。


そんなときは、子どもの物語に耳を傾けてみませんか?

子どもの言葉は稚拙で、現実離れをしていたり、絵本やテレビの話が混ざったりして、何を伝えたいのかよくわからないこともあります。それでも、子どもの物語の向こうに、彼ら彼女らの心持ちが垣間見られるときがあります。それは、不安だったり、悲しみだったり、怒りだったり、悔しさだったり…。

もちろん、子どもたちが話してくれる内容も大事です。でも、それ以上に受けとる必要があ

るのは、心持ちです。心の声を受けとることです。

「心の声を聞くということは、相手の表情や行動から、その感情を読みとり、言葉にするのを手伝うこと」と、小林正幸教授（東京学芸大学）から教えていただきました。

子どもは、自分の話を聞いてもらえることで心が落ち着いていきます。大人もそうかもしれませんね。

医療者も、教育者も、保護者も…、ゆっくりと子どもの物語に耳を傾ける時間や余裕がなくなっていますよね。医療の現場では、とくにそう感じます。

そんなときにこそ、病棟のなかにいる保育士や、病院のなかにいる院内学級の教員に声をかけてみてください。相手の話を聞くトレーニングを受けている人もいるはずです。あそびや学びを通して、子どもの発達を保障する人たちとじょうずにチームになっていただけるとうれしいです。

せっかく、いつもどおり、わすれない

「いのちのリスクが高いお子さんとのかかわりで大切にしていることは何ですか?」

そのような質問をいただくことが増えました。

「そのような子どもたちに、『教育』ができることは何ですか?」

在宅ホスピス医療に携わる医師からの問いです。

私は、次の3つの考えを大切にしています。これらが正解というわけではありません。私が今の時点でたどりついた3つです。

1つ目は、その子にとっての楽しい時間を過ごすことです。それも、「え?そんなことしていいの?」というような時間です。

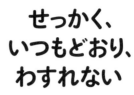

私は、入院加療中の子どもたちに、「せっかく入院したんだからさ～」と言います。「何言ってんの?」という顔をされることが多いのですが、「今しかできないことをしよう! ここだからできることをしよう! 一緒だからできることをしよう!」という内容を一緒に考えていきます。それを実現するために、本人、保護者、病棟のスタッフたちにたくさんの協力を仰ぎます。責任ある立場にいる方に交渉に伺うこともあります。子どもたちが「ドヤ顔」をできる瞬間をつくっていきます。

2つ目は、子どもたちの日常を用意していきます。入院は、本来は非日常の世界だったはずですが、それがいつの間にか日常になっていきます。だからこそ、少しでも本来の日常を過ごすことを考えます。

その子にとって、学習することが、読書をすることが、工作をすることが、絵を描くことが、おしゃべりすることが、楽器を弾くことが、お散歩することが、あそぶことが…日常だったら、最後の最後の日まで、どんな短い時間であっても、当たり前のように、彼ら彼女らのところに現れて、「はい、始めます!」と。

そして3つ目は、その子の生きている証を残すことです。作品を作ること、写真やかかわりの内容を記録すること、成績表も(親御さんが読む、その子の最後の成績表かもしれないと考えて書きます)。

でも、それ以上に心しているのは、望まないお別れの日が来て、その日から、半年後、1年後に、その子と一緒に治療をしていた子どもたちや医療スタッフとお会いしたときに、クラスメイトや担任の先生とお会いしたときに、きょうだいや家族とお会いしたときに、「あの子、こんな顔をしてよく笑っていましたよね。○○が大好きでしたよね。これをやろうというとすごくいやがったりしてね。よく怒られました」と、一緒に話ができるように、私のなかに、彼ら彼女らの姿をしっかりと残していきます。

この3つが、今大切にしていることです。

ただ、コロナ禍の状況において、「いのちが短い」ってあまり関係ないかなとも思います。「さようなら」と別れた人と「おはよう」と会えるのも、「いってらっしゃい」と送り出した人が「ただいま」と帰ってきてくれるのも奇跡だと思うのです。

だから、今一緒にいる人と今日出会った人と、「せっかく・いつもどおり・わすれない」の3つのかかわりを大切にしたいと思います。

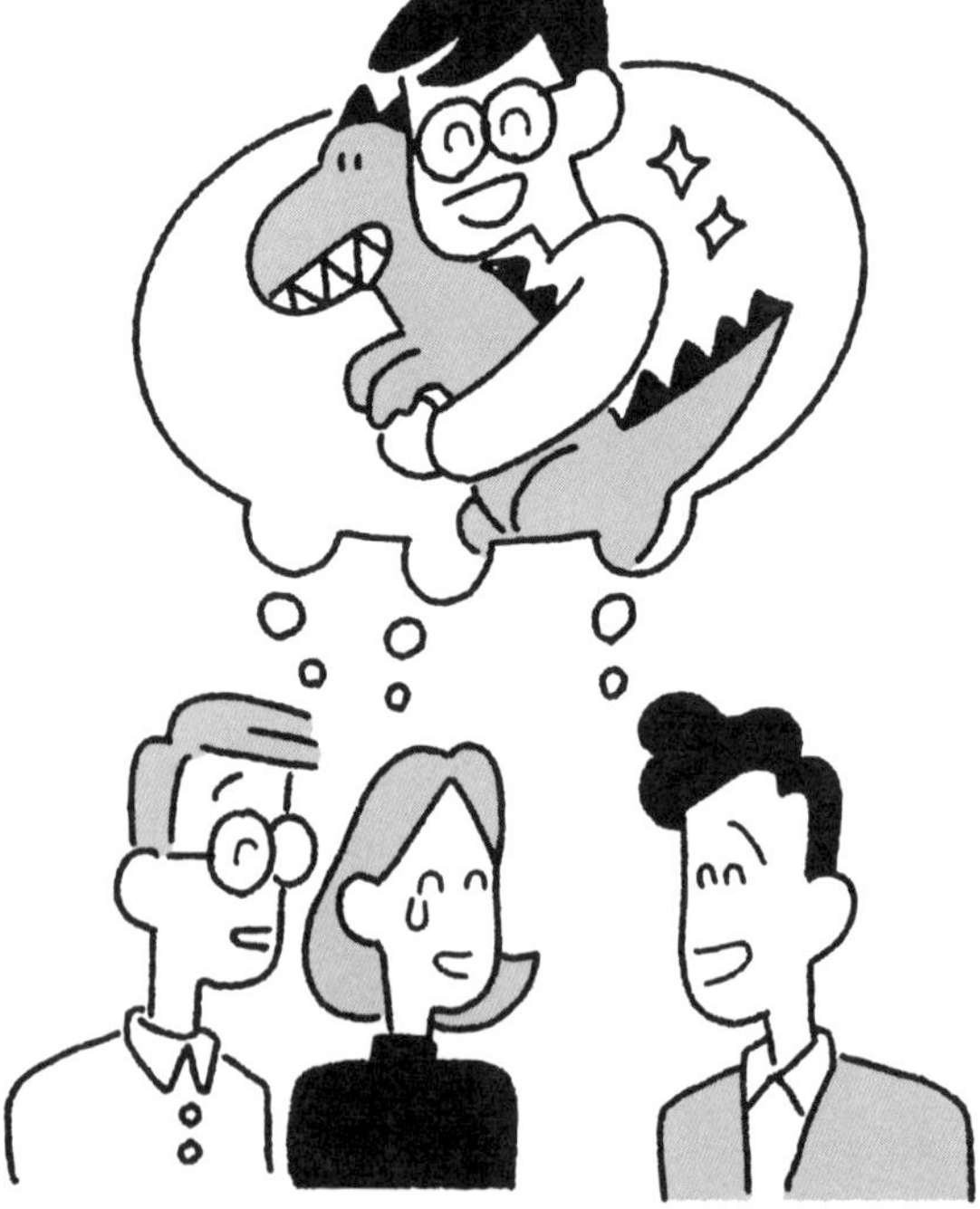

おわりに

頭痛を訴えて入院をしてきた女の子がいました。絵を描くことが大好きで、ノートにたくさんの絵を描いていました。

何度か入退院を繰り返していましたが、脳の奥の深いところに病巣があったため、お医者さんからは、「調子のよいときはできるだけおうちに帰ろうね。具合が悪くなったら、いつでも病院に来ていいからね」と言われました。

ある時期はおうちで過ごせていたのですが、具合が悪くなり再入院をしてきました。治療と体調のために院内学級に通うことができなかったので、教員は病室のベッドに行って、一緒に勉強をしたり、おしゃべりをしたり、絵を描いたりしていました。

ある日の朝、病棟の看護師から教室に電話がありました。

「1時間だけですが、教室に行く許可が出ましたよ！ 何時間目に行けばよいですか？」

やった！　と思いました。さあ、何をしようかと考えました。もう一人の担任の先生と相談をしました。その日の時間割に図工があったので、その時間に来てもらうことにしました。計画していた学習は工作でしたが、彼女のことを考えて「虹の絵を描こう」という学習にしました。

病棟のスタッフが処置や検査の時間にすべて都合をつけてくれて、車椅子に乗った彼女が教室に来てくれました。

どちらの大きさの画用紙がいい？

クレパスで描く？　絵具かな？

彼女は、大きな画用紙と、クレパスを選びました。一生懸命に身体を動かしながら、虹の絵を描いてくれました。

完成した絵は、白いところがたくさんありました。だって、手が思うように動かないときがあるから。首も時々無意識に動いてしまいます。自分で身体を支えることがつらいので、太いバンドで身体を車椅子に固定していました。

それでも、彼女が描いてくれた絵は、明るくてとても素敵でした。

予後についてのカンファレンスにも参加していた私は、彼女の絵が欲しいと思いました。もちろんその絵でなくてよいので…、だから彼女にお願いをしました。

「あなたが描く絵は本当に素敵だから、もしよかったら、この教室に飾る絵を描いてくれないかな」と。

すると、彼女は、私の目を見て、ニコッと笑いながら、

「はい。お役に立てれば喜んで!」

と言ってくれたのです。

日々、できないことが増えていく彼女が、こんな私の頼みに、そう答えてくれたのです。

実は、彼女に絵を描いてもらうことはできませんでした。

でも私は、こんなに素敵な言葉を彼女からもらいました。

子どもたちは、誰かの役に立ちたいと思っていることがとても多いように思います。どんなときでもです。

だから、どんなに忙しくても、どんなに疲れていても、子どもたちや家族のがんばりを伝えるという活動や、その子たちが渡してくれたバトンを必要としてくださる方に渡す活動を続けていきたいと考えています。

医療には、クリニカル・パール(clinical pearl)=臨床的珠玉という言葉があるそうですね。臨床経験と科学的根拠に裏打ちされた指導医のちょっとした助言が適切な診断や治療に結びつく。その助言のことをそう呼ぶのだと山本克彦教授（日本福祉大学）からお聞きました。

教育の現場においても、教育者の経験や子どもたちの言動から学ぶべき大切なことが言語化されています。それを私たちは、エデュケイショナル・パール(educational pearl)と呼ぶことにしました。

今回、ここで紹介をさせていただいた子どもたちが教えてくれた言葉は、教育に携わる私にとって、まさしくエデュケイショナル・パールなのだと考えています。医療・福祉・教育などの子どもにかかわる方々や、子どもたちと一緒に、たくさんのパールをこれからも集めていきたいと思います。

さいかち

へのへのそえじ

さいかちには　子どもが　一人も
いなくなるといい
このせから病気やけがで苦しむ子が
いなくなるといい
けれど一人でも
そういう子どもがいるのなら
さいかち学級で会えるといい
ここでみんなが
ここちよい時間をすごしてくれるといい
そうだったらいい
そうだったらいい

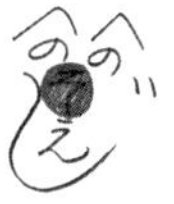

月刊誌『小児看護』に6年間連載をさせていただいた「あかはなそえじの子どもエナジーステーション〜院内学級にあふれる言葉〜」を1冊の書籍としてまとめていただきました。6年間も連載を続けることができたのは、へるす出版の森村様をはじめ多くの方のおかげです。とくに今回は、土屋みづき様には多大なご尽力をいただきました。そのおかげで形になった一冊です。ふくしみさと様のイラストもとっても素敵です。本当にありがとうございました。

また、今こうして手に取って「おわりに」までお読みいただいた読者の方に感謝しています。

そして何よりも、私にたくさんの言葉とその意味を教えてくれた子どもたちへの感謝は尽きることはありません。

病気のある子どもたちやその周りにいる方々とのかかわりはこれからも続けていきます。また、お会いできる機会を楽しみにしております。お大事にお過ごしください。

副島賢和
あかはなそえじ

本書は、月刊誌『小児看護』の連載
「あかはなそえじの子どもエナジーステーション〜院内学級にあふれる言葉〜」
（二〇一五年四月号〜二〇二一年三月号）より抜粋・改変したものです。

《制作スタッフ》
カバー・表紙デザイン　Shoji Umemura
本文デザイン・DTP　Shoji Umemura
イラスト　ふくし みさと

あのね、ほんとうはね

言葉の向こうの子どもの気持ち

定価（本体価格 1,600 円＋税）

2021 年 9 月 6 日　　第 1 版第 1 刷発行

著　者　副島　賢和
発行者　佐藤　枢
発行所　株式会社　**へるす出版**
〒164-0001　東京都中野区中野 2-2-3
☎(03)3384-8035(販売)　(03)3384-8155(編集)
振替 00180-7-175971
http://www.herusu-shuppan.co.jp
印刷所　広研印刷株式会社

ISBN978-4-86719-023-4